临床解剖学实物图谱丛书

Serial Objective Atlas of Clinical Anatomy

# 四肢临床解剖实物图谱（第2版）

## Objective Atlas of Clinical Anatomy of the Limbs (2nd Edition)

总主编　纪荣明　杨向群

主　编　张志英　牛云飞

副主编　郭金萍　左长京　纪方　张自明

编　者（按姓氏笔画为序）

牛云飞　第二军医大学长海医院创伤骨科

左长京　第二军医大学长海医院核医学科

生　晶　第二军医大学长海医院影像科

冯新哲　第二军医大学长海医院关节骨病科

纪　方　第二军医大学长海医院创伤骨科

纪荣明　第二军医大学解剖学教研室

杨向群　第二军医大学解剖学教研室

杨岚清　第二军医大学长海医院创伤骨科

张自明　上海交通大学医学院附属新华医院儿骨科

张志英　第二军医大学解剖学教研室

洪新杰　第二军医大学长海医院创伤骨科

郭金萍　第二军医大学解剖学教研室

秘　书（兼）　蔺海燕　第二军医大学解剖学教研室

人民卫生出版社

**图书在版编目（CIP）数据**

四肢临床解剖实物图谱/张志英,牛云飞主编. —2 版.
—北京:人民卫生出版社,2017

ISBN 978-7-117-24797-9

Ⅰ. ①四… Ⅱ. ①张…②牛… Ⅲ. ①四肢-人体解
剖-图谱 Ⅳ. ①R323.7-64

中国版本图书馆 CIP 数据核字(2017)第 163670 号

| 人卫智网 | www.ipmph.com | 医学教育、学术、考试、健康, 购书智慧智能综合服务平台 |
|---|---|---|
| 人卫官网 | www.pmph.com | 人卫官方资讯发布平台 |

四肢临床解剖实物图谱
第 2 版

总 主 编：纪荣明　杨向群
主　　编：张志英　牛云飞
出版发行：人民卫生出版社(中继线 010-59780011)
地　　址：北京市朝阳区潘家园南里 19 号
邮　　编：100021
E - mail：pmph @ pmph.com
购书热线：010-59787592　010-59787584　010-65264830
印　　刷：北京画中画印刷有限公司
经　　销：新华书店
开　　本：889×1194　1/16　印张：16
字　　数：495 千字
版　　次：2010 年 5 月第 1 版　2017 年 10 月第 2 版
　　　　　2017 年 10 月第 2 版第 1 次印刷(总第 2 次印刷)
标准书号：ISBN 978-7-117-24797-9/R·24798
定　　价：139.00 元

# 总主编简介

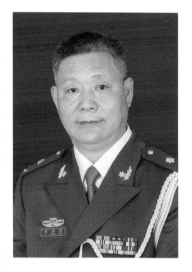

纪荣明，第二军医大学人体解剖学教研室副教授，曾任《中国临床解剖学杂志》编委，中国解剖学会临床解剖学专业委员会委员、护理临床专业委员会委员、大体解剖学专业委员会委员。享受国务院政府特殊津贴。

从事人体解剖学教学 42 年，临床应用解剖学研究 36 年，为临床实践的发展提供了大量应用解剖学资料。"臂丛神经损伤诊断与治疗的新方法"获国家发明四等奖；"心脏二尖瓣装置的应用基础研究""严重手外伤修复重建的实验与应用研究"等 6 个项目获军队科技进步二等奖，"415 例原发性三叉神经痛手术治疗的经验"等 2 个项目获军队医疗成果二等奖。此外，获上海市医疗成果一等奖 1 项、三等奖 2 项。

发表科研论文 130 余篇，其中第一作者 52 篇。系《临床解剖学实物图谱丛书》第一版主编，此外还主编了《颅底外科临床应用解剖图谱》《常用皮瓣、肌瓣、骨瓣和神经瓣解剖学图谱》《心脏临床应用解剖学图谱》《麻醉解剖学实物图谱》《人体解剖学标本彩色图谱》《口腔种植应用解剖实物图谱》《人体解剖学与组织胚胎学》及《护理临床解剖学》等专著和教材。副主编《心胸外科临床应用解剖学图谱》《口腔种植手术学图解》《人体系统解剖学》等专著和教材。

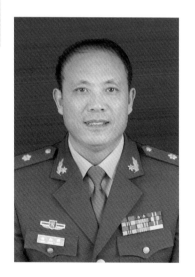

杨向群，医学博士、教授、博士生导师，现任第二军医大学人体解剖学教研室主任。中国解剖学会人体解剖和数字解剖学分会、科技开发与咨询工作委员会、体质调查工作委员会委员，中国力学会/中国生物医学工程学会生物力学专业委员会委员，中国生物医学工程学会组织工程和再生医学专业委员会委员，中华医学会工程学分会干细胞工程学组委员，国家医师资格考试临床类别试题开发专家委员会委员，军队医学科学技术委员会解剖组织胚胎专业委员会副主任委员，上海市力学会生物力学专业委员会委员，上海市解剖学会理事，《解剖学杂志》等 3 部杂志编委。

从事解剖学教学和科研工作 30 年，获军队院校育才银奖、上海市育才奖、第二军医大学特级优秀教员、"最受学员喜爱的老师"等荣誉。主要科研方向为心血管再生医学和临床解剖学，曾主持多项国家和上海市自然科学基金面上项目，获军队科技进步二等奖、三等奖、美国生理学会职业机会奖。发表教学和科研论文 100 余篇，主编《人体系统解剖学》《导学式教学-人体局部解剖学》《人体系统解剖学实物图谱》，副主编《人体局部解剖学》《模块法教学-人体系统解剖学》和《人体局部解剖学实物图谱》等，参编教材和专著 20 余部。

# 主编简介

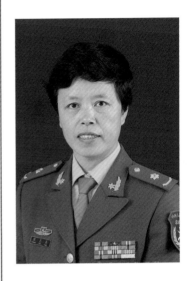

张志英，医学博士，第二军医大学解剖学教研室教授，硕士生导师。中国解剖学学会体质调查委员会委员，从事解剖学教学及科研32年，《解剖学杂志》编辑，《解剖学杂志》《中国医科大学学报》、《第二军医大学学报》等杂志的审稿专家，国家自然科学基金、上海市基金评审专家。

从事解剖学教学及科研32年，校A级优秀教员。副主编教材2部，参编教材及专著10余部，发表教学论文10余篇。分别获得全军、总后及第二军医大学优秀网络课程二等奖、三等奖1项，获得第二军医大学教学成果三等奖1项。主要从事神经损伤修复及干细胞治疗研究，主持及参加国家自然科学基金及上海市科技发展基金多项，获得国家发明专利金奖1项，发表科研论文50余篇，其中SCI收录10余篇。

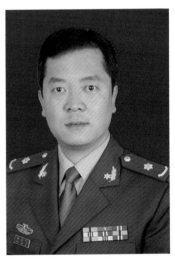

牛云飞，医学博士，第二军医大学长海医院副教授，硕士生导师，主攻战创伤领域，聚集危重复杂战创伤、复合新武器伤、海战及空战创伤的救治、训练伤的防治，开展脊柱脊髓损伤、复杂关节周围骨折及畸形、骨髓炎的预防及治疗、形状记忆材料在骨科的应用研究，形成特色。

现任国际矫形与创伤外科学会中国部创伤学会委员、中国残疾人康复协会脊髓损伤康复专业委员会和国际脊髓学会中国脊髓损伤分会青年委员、全军骨科专业委员会骨质疏松学组委员、全军灾难医学委员会青年委员、上海市中西医结合学会创伤医学委员会和骨伤科委员会生物材料学组青年委员、中国生物医学工程学会组织工程与再生医学分会会员、实用骨科杂志编委、中国组织工程杂志特约审稿专家。

先后在国内外杂志发表论文50余篇，其中SCI文章30篇。负责国家自然科学基金1项，军事医学重点项目1项，省部级基金3项，获出国留学基金资助。申请专利8项，主编、副主编专著10余部。为长海医院十佳优秀青年医师，入选二军大"5511"青年后备人才库、上海高校中青年教师培养计划。先后获中华医学科技一等奖1项、上海市科技进步一等奖2项、军队科技进步一等奖1项、上海市医学科技二等奖1项、教育部军队医疗成果二、三等奖各1项。

# 第一版 序

"书如其人，人如其书"，见到这套宏浩的书稿，让我联系起纪荣明教授其人。他是一位从基层起步，一步一个脚印走过来的学者，是既动手实践，又动脑思考的专家。"应知学问难，在乎点滴勤"，这里选用的1300余幅实物标本照片，是经历了"铁杵磨成针"的艰辛历程，是作者集教学、科研和临床应用为一体的心血结晶。

"操千曲而后晓声，观千剑而后识器"，这批数量巨大的实物标本照片，集腋成裘，来之不易。经作者匠心编排，以局部为序，参照手术入路，由浅入深，逐层揭示人体的奥秘，阐明位置、毗邻、血供和神经支配等有关问题。针对临床上的要点和难点（如海绵窦、颅底、翼腭窝、纵隔、甲状腺和直肠会阴等区），采用了在体、离体等不同处理的手段和多方位、不同剖面显示的方法。部分重要器官，还配备了组织学切片（光镜、电镜）和影像学图片（CT、MRI）；宏观与微观相结合，实视与透视相对照，相得益彰。专著作者，经过实践和思考，努力阐明复杂结构，分析其客观规律。有如"庖丁解牛"，目无全牛、游刃有余，能帮助手术医师，得心应手，运用自如，迎刃而解。

书中许多科研资料，是作者的获奖成果（包括国家发明奖、军队科技进步奖、军队医疗成果奖和上海市医疗成果奖多项）。这些成果已应用于临床，为伤病患者带来过福音。作为临床解剖学园地里的老园丁，我十分珍视园地里的新品奇葩，望其苗壮成长，通过著书立说，将能扩大效应的覆盖面，是为之序。

中国工程院资深院士、南方医科大学教授

钟世镇

2009 年秋于广州

# 丛书 前言

　　"临床解剖学实物图谱丛书"第一版自2010年由人民卫生出版社出版以来,不仅为临床医生和解剖同行及医学生认识人体形态结构提供了新视角,也为临床开展新手术提供了很好的解剖学参考,受到了广大医生和解剖同行的认可和好评。

　　此次,应人民卫生出版社之邀,对"临床解剖学实物图谱丛书"进行修订再版,目的在于使解剖学内容与临床应用结合更加紧密,更好地为临床服务。因此,在广泛听取和吸收临床医生的意见和建议之上,我们对本丛书各分册从内容到编排上都作了较大的调整,并邀请各相关临床学科经验丰富的专家与解剖学老师担任共同主编和副主编,以便更好地把握本丛书的临床应用内容。

　　为了突出本书的临床应用特色,第二版新增加图片278幅。我们增加了外科常用手术切口的部位和手术入路层次,以便更好地为基层医院医生、年轻医生提供更加实用的解剖学知识。我们还增加了一些高难度手术区域的解剖结构图,例如在头颈部增加了"蝶鞍区""海绵窦区""颈静脉孔区",以及颈内动脉、椎动脉在颅底的正常行程和毗邻等解剖内容,以期临床医生对这些区域的解剖有更深入的了解,并在此基础上敢于突破手术禁区,开展新的手术。此外,第二版还增加了介入治疗相关的解剖结构,以及部分内镜手术图、MRI图等,为临床医生提供更多的参考资料。

　　临床手术各种各样,但同一部位的手术涉及的解剖结构往往大同小异。因此,这一版我们未能按手术入路编排相关的解剖结构,依旧按照人体局部、区域或器官来进行编排,但在图片的排列顺序上力求做到符合临床应用的实际,读者可以根据手术部位查找相应的解剖结构。

　　为了规范解剖学名词,本书采用了"全国科学技术名词审定委员会"公布的《人体解剖学名词》(第二版)中规定的名词,但我们深知临床医生们喜欢的名词往往与解剖学名词有一定的差异,望读者们能自行克服这种"不适应"感。

　　虽然此次再版是在前一版的基础上进行的,但部分第一版编者由于种种原因未能参加再版工作,在此我们对他们以前的工作表示深深的谢意。此次再版,还得到了第二军医大学基础部领导的大力支持,对此我们表示由衷的感谢! 尽管我们一直尽力将自己的所知奉献给广大的临床医生和解剖界同行,但由于水平有限,错误和不当之处恳请大家不吝赐教,以便在以后的再版中改正。

纪荣明　杨向群

2017.3

# 本册 前言

　　四肢是人类创造财富,从事生产劳动的重要器官。人们从事日常生理活动、工作学习都离不开四肢的运动。因此,在各类创伤中,四肢创伤占的比例较大。在外科手术或创伤修复中,既要恢复四肢的形态,更要注重四肢的功能恢复与重建。因此,需要外科医生具有扎实的应用解剖学基础知识,手术的成功与否与解剖学基础知识掌握程度密切相关。

　　目前国内许多论著和著作中,其插图以绘制的线条图为主,而清晰、立体感强的系统实物图较为少见。为给医学生、外科医生提供真实、实用性强的图谱、为创伤外科的发展提供实物资料而编写此本人体彩色实物标本图谱。

　　本书分为上肢和下肢两章,每一章分为七节,每章的第一节介绍上肢和下肢骨骼、关节的基本结构、肌的大体解剖,后续每节按上肢和下肢从上至下常用的手术入路、浅层解剖、深层解剖、关键神经血管的走行及手术注意事项,以及上下肢常用的皮瓣、肌(皮)瓣、骨瓣进行编排,为读者提供清晰、立体感强,毗邻结构清楚的实物标本彩色图片,同时提供上肢、下肢立体的连续层次实物标本图片,上、下肢血管铸型图片和上、下肢诸关节的正常 X 线照片图,以及部分关节镜手术图片,上肢部分总计 140 幅图,下肢部分总计 167 幅图。在关节手术、局部重要结构及皮瓣、肌(皮)瓣、骨瓣等配有相应的应用解剖学要点,本书图注中英文相配,所用解剖结构名词规范。是一本资料丰富、实用性强的实物图谱,是外科医生、进修生、医学院校学生及解剖学教师学好解剖学知识的极其有用的参考书。

张志英　牛云飞

2017 年 3 月于上海

# 目　录

# 第一章 上 肢

　　人类的直立姿势,导致四肢分工不同。上肢已从支持功能中被分化出来作为劳动器官。上肢最大的特点是手的存在,手的最大特点是拇指功能进化。人有高度进化的大脑。大脑极其完备、多样的功能,多是通过手的各种完美精巧动作而表现出来的。为了适应手的生理功能,上肢和下肢的结构有明显的不同。上肢的结构趋向于灵活,因此上肢骨骼与下肢骨骼相比,上肢骨骼均较单薄,关节面也较浅小,关节囊和有关韧带也较松弛。上肢较易发生脱位,肩、肘关节分别占全身关节脱位的第一、二位,而不易产生关节囊和韧带的损伤。从上肢解剖结构和生理功能的特殊性认识,对上肢损伤的诊断、治疗和估计预后是有意义的。

　　上肢肌、下肢肌总的配布是相似的,但由于上、下肢功能的分化,同样也使上、下肢肌有许多各自的特点,上肢所有关节的肌在配布上都有拮抗肌,其肌群间肌力的相对平衡也较下肢明显;腕关节的屈伸、收展,尤其肘关节的屈伸拮抗肌群配布的平衡均势十分明显。

　　四肢血管神经的配布是以血管神经束的形式,其行程与骨、关节的密切关系等的规律性基本相似。因此,四肢创伤无论在平时或战时都会同时发生血管神经的损伤。但上肢血管的侧支吻合比下肢丰富。上肢的腋动脉结扎后出现远端的坏死率(43.2%)远比下肢股动脉结扎后出现远端坏死率(81.1%)低。恒定的掌浅、深动脉弓和指尖丰富的动脉吻合,对手在各种功能状态下,保证正常血供有着重要意义。

　　上肢大的神经干与骨密切的关系远比下肢明显,如桡神经、尺神经、腋神经等更为明显。据统计,肱骨中段骨折造成的合并神经损伤是骨折合并神经伤的第一位。因此,在肱骨骨折时,特别要检查是否合并有神经损伤。

　　上肢可分为肩部、臂部、肘部、前臂、腕和手等几个局部。在治疗上肢损伤时有两点必须注意:一是上肢结构和功能的特殊要求-灵活,在修复过程中必须优先予以考虑;二是在上肢中的特殊位置和特殊要求,应最大限度地保持手功能的完整性。在训练功能活动以恢复上肢生理功能时,上肢的各种活动要以增强手的握力为中心。

# 第一节  上肢概况

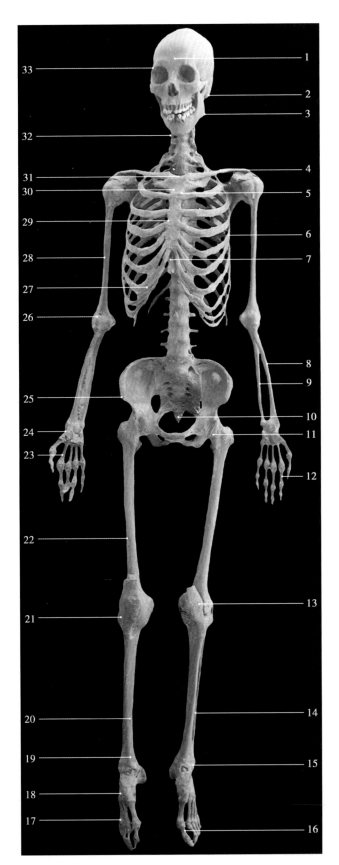

◀ 图1-1  全身骨骼前面观
Fig. 1-1  Anterior aspect of the skeleton

1. 额骨 frontal bone
2. 乳突 mastoid
3. 下颌角 angle of mandible
4. 锁骨 clavicle
5. 胸骨角 sternal angle
6. 肋骨 ribs
7. 剑突 xiphoid
8. 桡骨 radius
9. 尺骨 ulnar
10. 尾骨 coccyx
11. 髋关节 coxa
12. 指骨 bones of fingers
13. 髌骨 patella
14. 腓骨 fibula
15. 踝关节 ankle joint
16. 趾骨 phalanx of toes
17. 跖骨 metatarsal bones
18. 跗骨 tarsal bones
19. 内踝 medial malleolus
20. 胫骨 tibia
21. 膝关节 knee joint
22. 股骨 femur
23. 掌骨 metacarpal bone
24. 腕关节 carpal joint
25. 髂前上棘 anterior superior iliac spine
26. 肘关节 cubital articulation
27. 肋弓 costal arch
28. 肱骨 humerus
29. 胸骨体 mesosternum
30. 胸骨柄 manubrium sterni
31. 颈静脉切迹 jugular notch
32. 颈椎 cervical vertebra
33. 眶缘 orbital margin

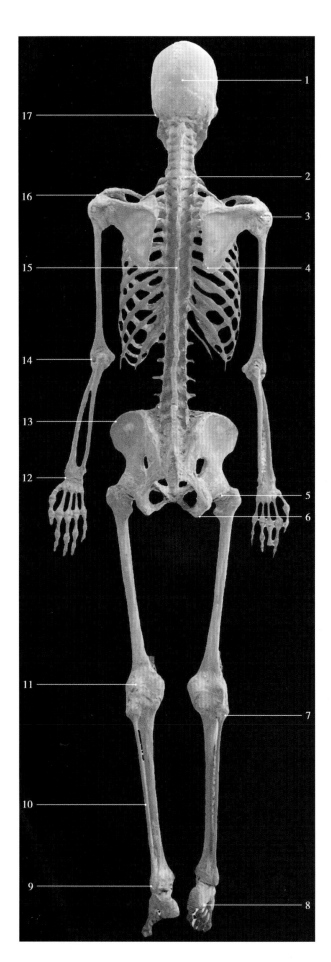

◀ 图 1-2　全身骨骼后面观
Fig. 1-2　Posterior aspect of the skeleton

1. 枕外隆凸 external occipital protuberance
2. 隆椎 vertebra prominens
3. 肩关节 shoulder joint
4. 肩胛骨下角 inferior angle of scapula
5. 髋关节 hip joint
6. 坐骨结节 ischial tuberosity
7. 腓骨头 fibula head
8. 跟结节 calcaneal tuberosity
9. 外踝 lateral malleolus
10. 腓骨 fibula
11. 膝关节 knee joint
12. 腕关节 wrist joint
13. 髂嵴 iliac crest
14. 肘关节 cubital articulation
15. 棘上韧带 supraspinal ligament
16. 肩峰 acromion
17. 乳突 mastoid

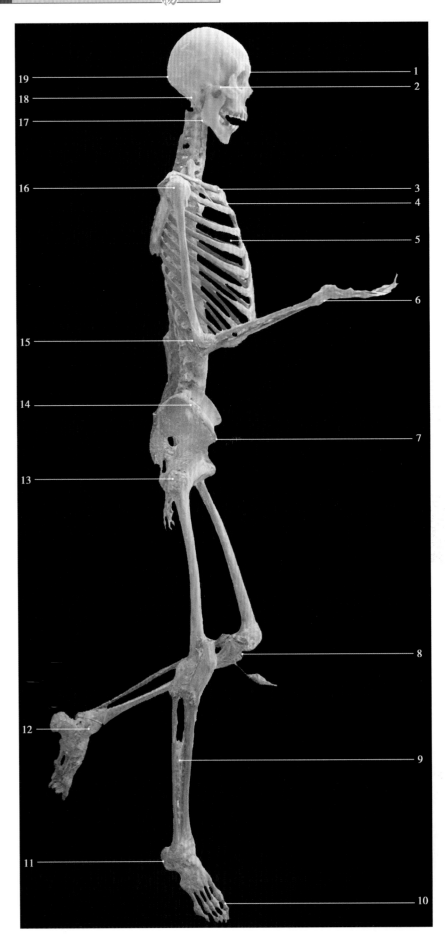

◀ 图 1-3 全身骨骼侧面观
Fig. 1-3 Lateral aspect of the skeleton

1. 眶缘 orbital margin
2. 颧弓 zygomatic arch
3. 第 1 肋 the 1st rib
4. 胸骨角 sternal angle
5. 肋间隙 intercostal space
6. 桡腕关节 radiocarpal joint
7. 髂前上棘 anterior superior iliac spine
8. 膝关节 knee joint
9. 小腿骨间膜 crural interosseous membrane
10. 趾骨 phalanx of toes
11. 跟结节 calcaneal tuberosity
12. 内踝 medial malleolus
13. 髋关节 hip joint
14. 髂嵴 iliac crest
15. 肘关节 elbow joint
16. 肩关节 shoulder joint
17. 下颌角 angle of mandible
18. 乳突 mastoid
19. 枕外隆凸 external occipital protuberance

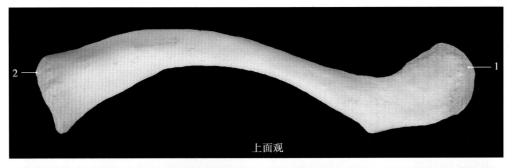

上面观

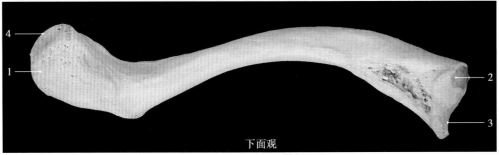

下面观

▲ 图1-4　锁骨
Fig. 1-4　Clavicle

1. 肩峰端 acromial end
2. 胸骨端 sternal end
3. 胸骨关节面 sternal articular facet
4. 肩峰关节面 acromial articular facet

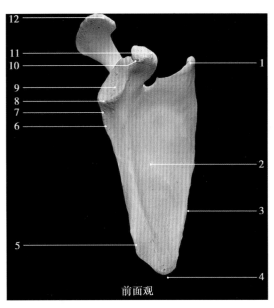

前面观

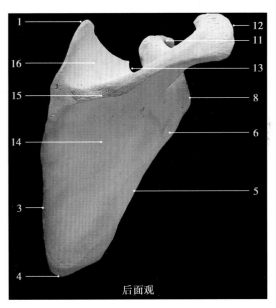

后面观

▲ 图1-5　肩胛骨
Fig. 1-5　Scapula

1. 上角 superior angle
2. 肩胛下窝 subscapular fossa
3. 内侧缘 medial border
4. 下角 inferior angle
5. 外侧缘 lateral border
6. 盂下结节 infraglenoid tubercle
7. 肩胛颈 neck of scapula
8. 外侧角 lateral angle
9. 关节盂 glenoid cavity
10. 盂上结节 supraglenoid tubercle
11. 喙突 coracoid process
12. 肩峰 acromion
13. 肩胛切迹 scapular notch
14. 冈下窝 infraspinous fossa
15. 肩胛冈 scapular spine
16. 冈上窝 supraspinous fossa

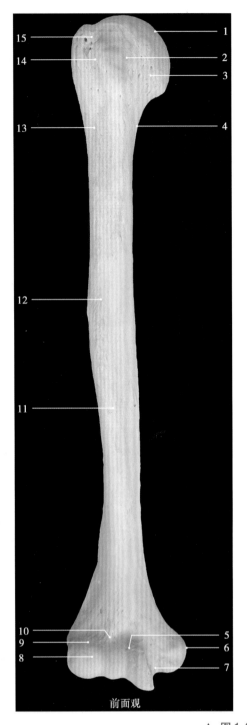
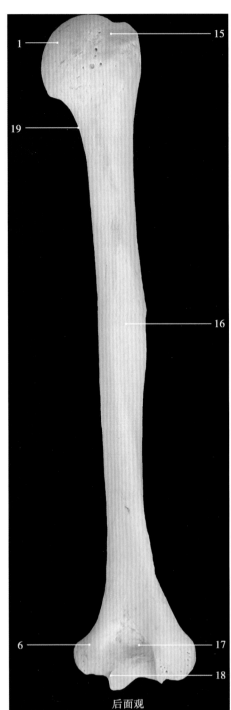

前面观　　　　　　　　　　后面观

▲ 图 1-6　肱骨
Fig. 1-6　Humerus

1. 肱骨头 head of humerus
2. 小结节 lesser tubercle
3. 解剖颈 anatomical neck
4. 小结节嵴 crest of lesser tubercle
5. 冠突窝 coronoid fossa
6. 内上髁 medial epicondyle
7. 肱骨滑车 trochlea of humerus
8. 肱骨小头 capitulum of humerus
9. 外上髁 lateral epicondyle
10. 桡窝 radial fossa

11. 肱骨体 shaft of humerus
12. 三角肌粗隆 deltoid tuberosity
13. 大结节嵴 crest of greater tubercle
14. 结节间沟 intertubercular sulcus
15. 大结节 greater tubercle
16. 桡神经沟 sulcus for radial nerve
17. 鹰嘴窝 olecranon fossa
18. 尺神经沟 sulcus for ulnar nerve
19. 外科颈 surgical neck

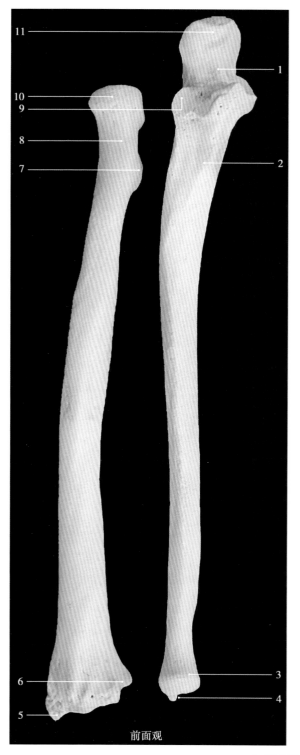
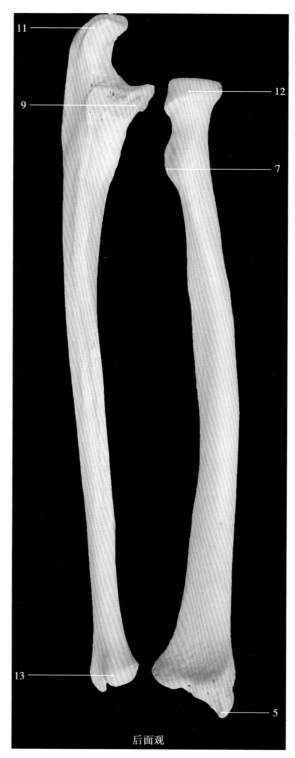

前面观

后面观

▲ 图1-7 尺、桡骨
Fig. 1-7 Ulna and radius

1. 滑车切迹 trochlear notch
2. 尺骨粗隆 ulnar tuberosity
3. 环状关节面 articular circumference
4. 尺骨茎突 styloid process of ulna
5. 桡骨茎突 styloid process of radius
6. 尺切迹 ulnar notch
7. 桡骨粗隆 radial tuberosity

8. 桡骨颈 neck of radius
9. 桡切迹 radial notch
10. 桡骨头 head of radius
11. 鹰嘴 olecraron
12. 环状关节面 articular circumference
13. 尺骨头 head of ulna

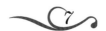

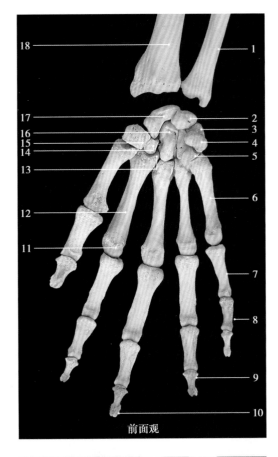

前面观

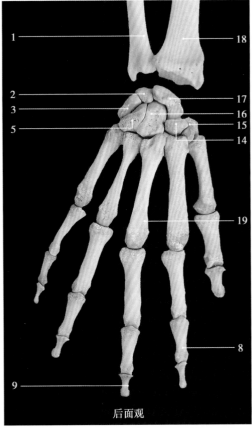

后面观

◀ 图 1-8　手骨
Fig. 1-8　Bones of the hand

1. 尺骨 ulna
2. 月骨 lunate bone
3. 三角骨 triquetral bone
4. 豌豆骨 pisiform bone
5. 钩骨 hamate bone
6. 掌骨 metacarpal bone
7. 近节指骨 proximal phalanx
8. 中节指骨 middle phalanx
9. 远节指骨 distal phalanx
10. 远节指骨粗隆 tuberosity of distal phalanx
11. 掌骨头 head of metacarpal bone
12. 掌骨体 body of metacarpal bone
13. 掌骨底 base of metacarpal bone
14. 小多角骨 trapezoid bone
15. 大多角骨 trapezium bone
16. 头状骨 capital bone
17. 手舟骨 scaphoid bone
18. 桡骨 radius
19. 第 3 掌骨 3rd metacarpal bone

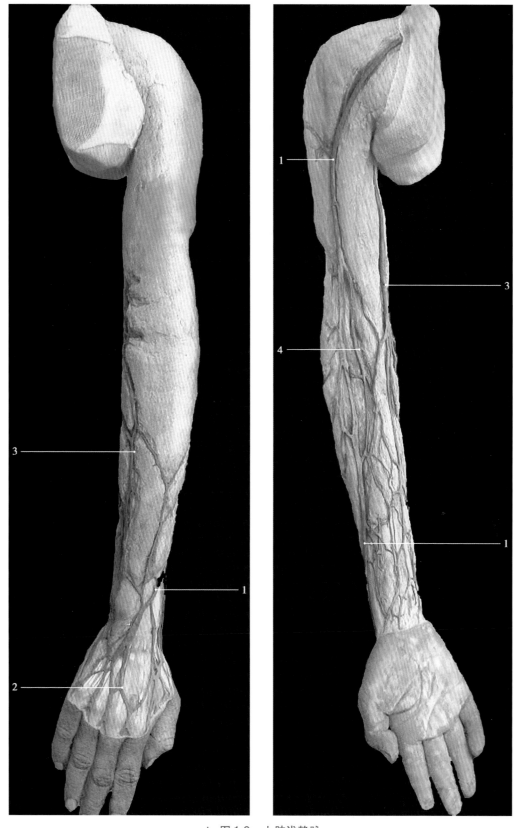

▲ 图 1-9 上肢浅静脉
Fig. 1-9 Superficial veins of the upper limb

1. 头静脉 cephalic vein
2. 手背静脉网 dorsal venous rete of hand
3. 贵要静脉 basilic vein
4. 肘正中静脉 median cubital vein

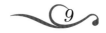

9

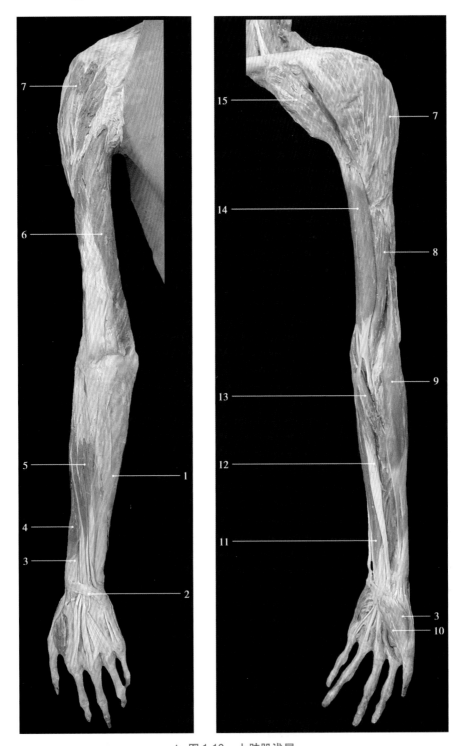

▲ 图 1-10　上肢肌浅层
Fig. 1-10　Superficial muscles of the upper limb

1. 尺侧腕伸肌 extensor carpi ulnaris
2. 伸肌支持带 extensor retinaculum
3. 拇短展肌 abductor pollicis brevis
4. 拇长展肌 abductor pollicis longus
5. 指伸肌 extensor digitorum
6. 肱三头肌 brachial triceps
7. 三角肌 deltoid
8. 肱肌 brachialis

9. 肱桡肌 brachioradialis
10. 拇短屈肌 flexor hallucis brevis
11. 指浅屈肌 flexor digitorum superficialis
12. 尺侧腕屈肌 flexor carpi ulnaris
13. 旋前圆肌 pronator teres
14. 肱二头肌 biceps brachii
15. 胸大肌 pectoralis major

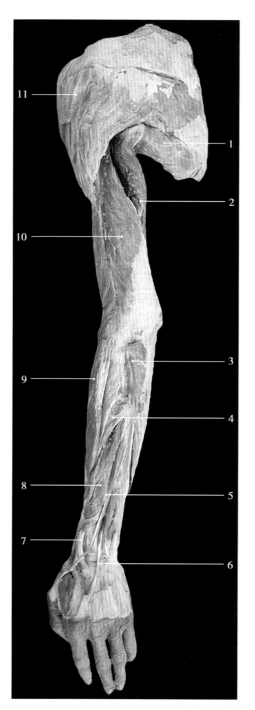
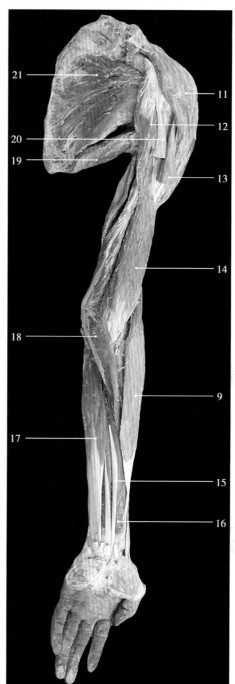

▲ 图 1-11 上肢肌深层

Fig. 1-11 Deep muscles of the upper limb

1. 大圆肌 teres major
2. 肱三头肌长头 long head of triceps brachii
3. 肘肌 anconeus
4. 旋后肌 supinator
5. 拇长伸肌 extensor pollicis longus
6. 示指伸肌 extensor indicis
7. 拇短展肌 abductor pollicis brevis
8. 拇长展肌 abductor pollicis longus
9. 肱桡肌 brachioradialis
10. 肱三头肌 brachial triceps
11. 三角肌 deltoid
12. 喙肱肌 coracobrachialis
13. 肱二头肌短头 short head of biceps brachii
14. 肱肌 brachialis
15. 拇长屈肌 flexor hallucis longus
16. 旋前方肌 pronator quadratus
17. 指深屈肌 flexor disitorum profundus
18. 旋前圆肌 pronator teres
19. 大圆肌 teres major
20. 肱二头肌长头 long head of biceps brachii
21. 肩胛下肌 subscapularis

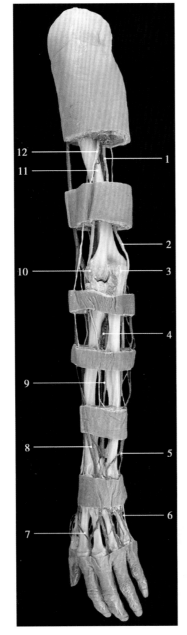
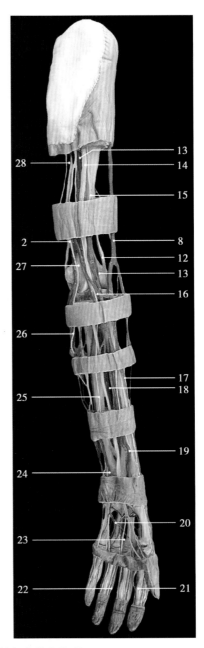

▲ 图 1-12  上肢神经血管立体观

Fig. 1-12  Stereoscopic aspect of the upper limb nerves and blood vessels

1. 正中神经 median nerve
2. 尺神经 ulnar nerve
3. 鹰嘴 olecranon
4. 骨间后动脉 posterior interosseous artery
5. 贵要静脉 basilic vein
6. 尺神经手背支 dorsal branch of ulnar nerve
7. 手背静脉网 dorsal venous rete of hand
8. 头静脉 cephalic vein
9. 骨间后神经 posterior interosseous nerve
10. 内上踝 medial epicondyle
11. 肱深动脉 deep brachial artery
12. 桡神经 radial nerve
13. 肱动脉 brachial artery
14. 正中神经 median nerve
15. 肌皮神经 musculocutaneous nerve
16. 肘正中静脉 median cubital vein
17. 桡神经浅支 superficial branch of radial nerve
18. 前臂正中静脉 median antebrachial vein
19. 桡动脉 radial artery
20. 掌浅弓 superficial palmar arch
21. 指掌侧固有动脉 proper palmar digital artery
22. 指掌侧固有神经 common palmar digital nerve
23. 指掌侧总神经 common palmar digital nerve
24. 尺神经浅支 superficial branch of ulnar nerve
25. 尺动脉 ulnar artery
26. 贵要静脉 basilic vein
27. 前臂内侧皮神经 medial antebrachial cutaneous nerve
28. 臂内侧皮神经 medial brachial cutaneous nerve

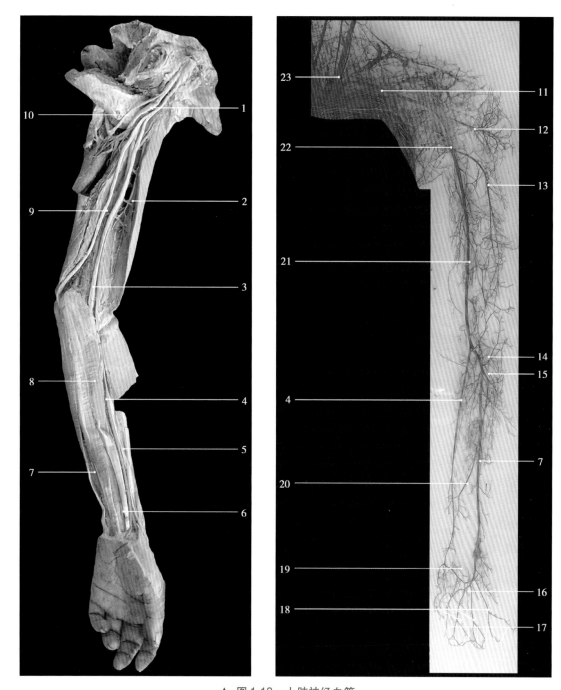

▲ 图 1-13 上肢神经血管
Fig. 1-13 Nerves and blood vessels of the upper limb

1. 桡神经 radial nerve
2. 肌皮神经 musculocutaneous nerve
3. 正中神经 median nerve
4. 桡动脉 radial artery
5. 桡神经浅支 superficial branch of radial nerve
6. 正中神经 median nerve
7. 尺动脉 ulnar artery
8. 桡侧腕屈肌 flexor carpi radialis
9. 尺神经 ulnar nerve
10. 腋神经肱三头肌支 branches of axilliary nerve to triceps brachii
11. 锁骨下动脉 subclavian artery
12. 旋肱后动脉 posterior humeral circumflex artery

13. 肱深动脉 deep brachial artery
14. 尺侧返动脉 ulnar recurrent artery
15. 骨间总动脉 common interosseous artery
16. 掌浅弓 superficial palmar arch
17. 指掌侧固有动脉 proper palmar digital arteries
18. 指掌侧总动脉 common palmar digital arteries
19. 掌深弓 deep palmar arch
20. 骨间前动脉 anterior interosseous artery
21. 肱动脉 brachial artery
22. 腋动脉 axillary artery
23. 颈总动脉 common carotid artery

# 第二节　肩关节手术应用解剖

肩关节是全身活动度最大的关节,有两层肌及腱包绕:外层为三角肌;内层为肩袖,对维持肩关节的稳定至关重要。肩关节有几种常见的病变需要手术:肩胛骨骨折、肱骨近端骨折、肩关节不稳定,如肩关节的复发性前脱位,以及肩袖的退行性病变。

肩关节有 5 个手术入路:前侧、前外侧、外侧、后侧和肩关节镜入路。前侧入路在肩关节手术最常用,充分显露关节及其前方的结构;前外侧入路主要用来显露肩峰下结构,尤其是肩袖;外侧入路也可以显露肩袖,且其下半部分能够显露肱骨上端;后侧入路很少用,但可用于治疗复发性肩关节后方脱位;肩关节镜入路可以充分地显示关节的内部结构。

**肩关节前侧入路:**可以很好地显露肩关节,可以用来修复肩关节的前、下、上方结构。在其众多用途中,前侧入路最常见用于以下手术:复发性关节脱位的重建,脓肿的引流,肿瘤的活检与切除,肱二头肌长头肌腱的修复与稳定,肩关节置换术,经过改良的前侧切口植入假体。

肌皮神经在喙突下方 5~8cm 处进入喙肱肌。由于神经从肌的内侧进入,所以所有的解剖操作应在该肌肉的外侧进行。还应特别注意不要向下牵拉肌,以防因神经张力过大而引起屈肘肌的瘫痪。臂丛包绕着腋动脉位于胸小肌的深层,上肢外展时,此血管神经束紧张并抵至喙突顶端和手术区域。在喙突部进行手术操作时,应注意保持上肢于内收位或中立位。

**肩关节后侧入路:**可以显露肩关节的后面、下面和肩胛骨,主要用于以下情况:习惯性肩关节后脱位或半脱位修复术、肩胛盂截骨术、肿瘤活检或切除术、肩关节后方隐窝游离体摘除术、脓肿的引流术(该入路有利于卧床的患者在正常位置下行体位引流)、治疗肩胛骨骨折,特别是伴有锁骨骨折(漂浮肩)者、治疗肱骨近端后侧移位骨折。

腋神经在小圆肌下缘穿出四边孔,沿小圆肌下缘进行的分离可能损伤此神经,故辨明冈下肌和小圆肌之间的间隙很重要,并要将手术操作保持在该间隙内。肩胛上神经从冈上窝进入冈下窝时,绕经肩胛冈的基底部,支配冈上肌和冈下肌。在肩关节后侧入路中,不可过度地向内侧牵拉冈下肌,以避免造成肩胛上神经被挤压于坚硬的肩胛冈的外侧缘,导致神经麻痹。

**肩关节外侧入路:**该入路仅能有限地显露肱骨头和外科颈。由于腋神经横向走行于三角肌的深面,故该切口不是经典的可延长切口。可以向近端延长以显露整个冈上肌。因为该入路不能向远端延长,故这一入路在骨折手术中仅适用于肱骨外科颈和肱骨大结节骨折,稍远端的肱骨骨折大多需要经肩关节前侧入路。

外侧入路的适应证如下:肱骨大结节移位骨折切开复位内固定术、肱骨颈骨折切开复位内固定术、肩峰下非钙化灶切除术、冈上肌腱修补术、肩袖修补术。

腋神经穿过四边孔离开腋窝的后壁,然后与旋肱后动脉一起围绕肱骨在肩峰尖下大约 7cm 处,神经由三角肌深面进入该肌的后方,在此处神经向前发出纤维。由于腋神经的这种行程特点,若进一步向下延长解剖,将会导致三角肌前部肌纤维失去神经支配。

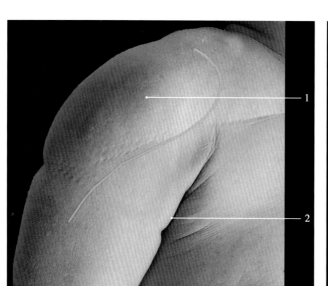

▲ 图 1-14 肩关节前侧手术入路切口（一）

Fig. 1-14 Surgical incision of the anterior approach to shoulder joint（1）

1. 肩峰 acromion
2. 腋窝前壁 anterior wall of axillary fossa

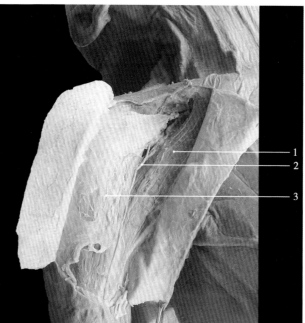

▲ 图 1-15 肩关节前侧手术入路切口（二）

Fig. 1-15 Surgical incision of the anterior approach to shoulder joint（2）

1. 胸大肌 pectoralis major
2. 头静脉 cephalic vein
3. 浅筋膜 superficial fascia

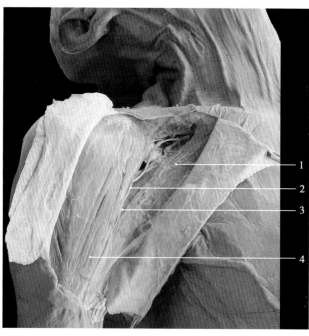

▲ 图 1-16 肩关节前侧手术入路切口（三）

Fig. 1-16 Surgical incision of the anterior approach to shoulder joint（3）

1. 胸大肌 pectoralis major
2. 头静脉 cephalic vein
3. 三角胸肌间沟 deltopectoral groove
4. 三角肌 deltoid

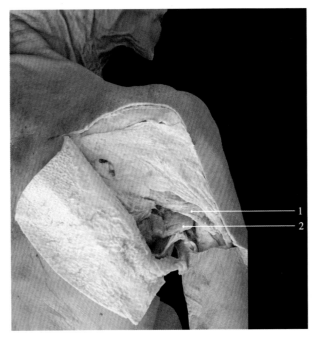

▲ 图 1-17　肩关节后侧手术入路切口（一）
Fig. 1-17　Surgical incision of the posterior approach to shoulder joint（1）

　　1. 三角肌后部 back part of deltoid
　　2. 大圆肌 teres major

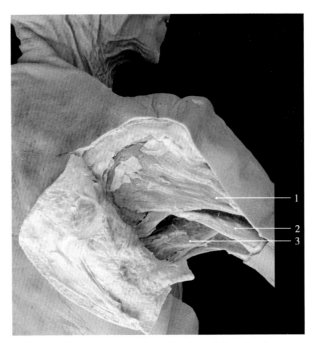

▲ 图 1-18　肩关节后侧手术入路切口（二）
Fig. 1-18　Surgical incision of the posterior approach to shoulder joint（2）

　　1. 三角肌后部 back part of deltoid
　　2. 肱三头肌长头 long head of triceps brachii
　　3. 大圆肌 teres major

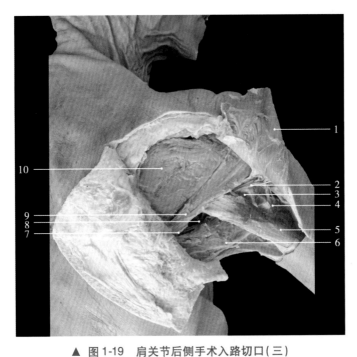

▲ 图 1-19　肩关节后侧手术入路切口（三）
Fig. 1-19　Surgical incision of the posterior approach to shoulder joint（3）

　　1. 三角肌后部 back part of deltoid
　　2. 腋神经 axillary nerve
　　3. 四边孔 quadrilateral foramen
　　4. 旋肱后动脉 posterior humeral circumflex artery
　　5. 肱三头肌长头 long head of triceps brachii

　　6. 大圆肌 teres major
　　7. 旋肩胛动脉 circumflex scapular artery
　　8. 三边孔 trilateral foramen
　　9. 小圆肌 teres minor
　　10. 冈下肌 infraspinatus

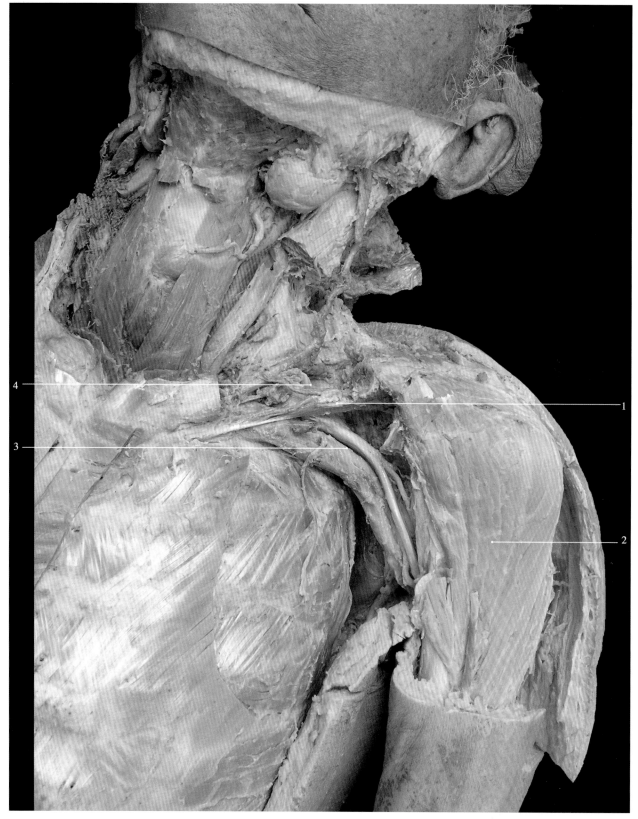

▲ 图 1-20　锁骨下肌和锁骨下静脉（锁骨中段已切除）

Fig. 1-20　Subclavius and subclavian vein ( The middle segment of clavicle was removed )

1. 臂丛 brachial plexus　　3. 锁骨下静脉 subclavian vein
2. 三角肌 deltoid　　　　　4. 锁骨下肌 subclavius

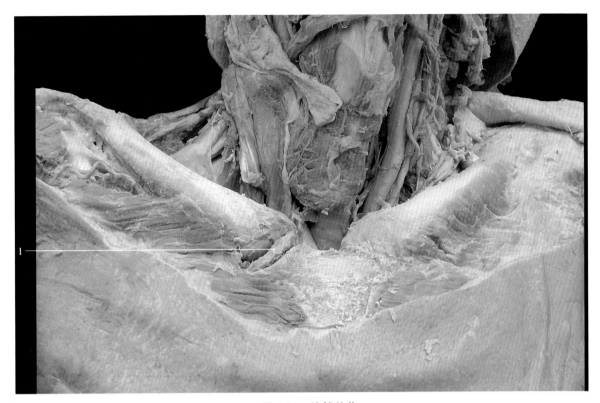

▲ 图 1-21　胸锁关节

Fig. 1-21　Sternoclavicular joint

1. 胸锁关节 sternoclayicular joint

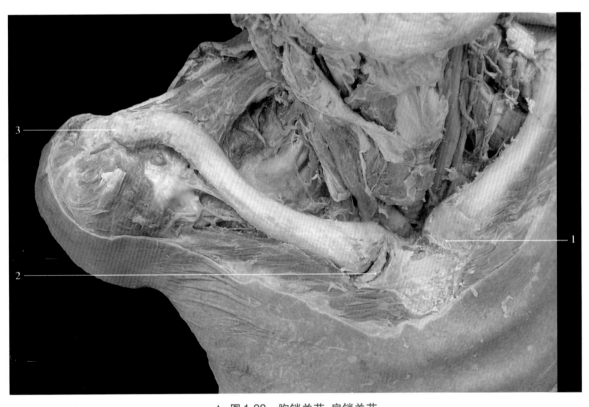

▲ 图 1-22　胸锁关节、肩锁关节

Fig. 1-22　Sternoclavicular joint and acromioclavicular joint

1. 胸锁关节 sternoclavicular joint　　2. 关节盘 articular disc　　3. 肩锁关节 acromioclavicular joint

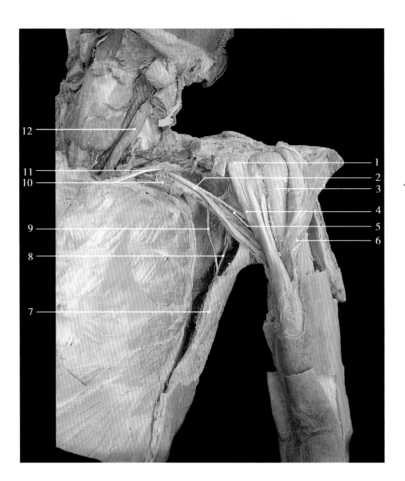

◀ 图 1-23 肌皮神经与喙肱肌
Fig. 1-23 Musculocutaneous nerve and coracobrachialis

1. 喙突 coracoid process
2. 臂丛 brachial plexus
3. 肱骨外科颈 surgical neck of humerus
4. 喙肱肌 coracobrachialis
5. 肌皮神经 musculocutaneous nerve
6. 三角肌 deltoid
7. 背阔肌 latissimus dorsi
8. 胸背动脉 thoracodorsal artery
9. 胸背神经 thoracodorsal nerve
10. 锁骨下静脉 subclavian vein
11. 锁骨下肌 subclavius
12. 颈内静脉 internal jugular vein

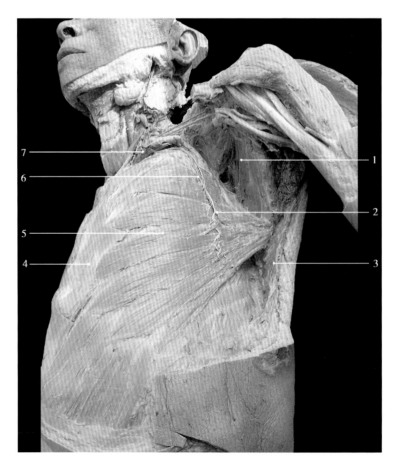

◀ 图 1-24 前锯肌、肩胛下肌
Fig. 1-24 Serratus anterior and subscapularis

1. 肩胛下肌 subscapularis
2. 胸长神经 long thoracic nerve
3. 背阔肌 latissimus dorsi
4. 胸小肌 pectoralis minor
5. 前锯肌 serratus anterior
6. 胸外侧动脉 lateral thoracic artery
7. 锁骨下静脉 subclacian vein

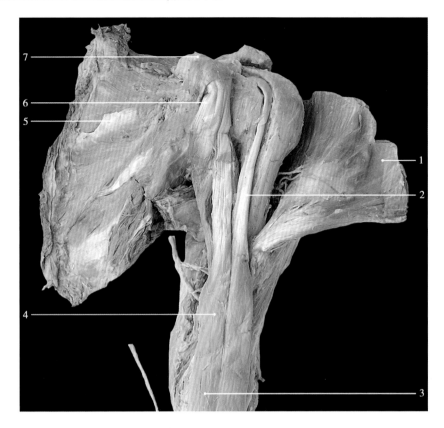

◀ 图 1-25　肱二头肌长头腱与肩关节（前面观）
Fig. 1-25　Tendon of long head of biceps brachii and shoulder joint ( Anterior aspect )

1. 三角肌 deltoid
2. 肱二头肌长头 long head of biceps brachii
3. 肱二头肌 biceps brachii
4. 肱二头肌短头 short head of biceps brachii
5. 肩胛下肌 subscapularis
6. 喙肱肌 coracobrachialis
7. 喙突 coracoid process

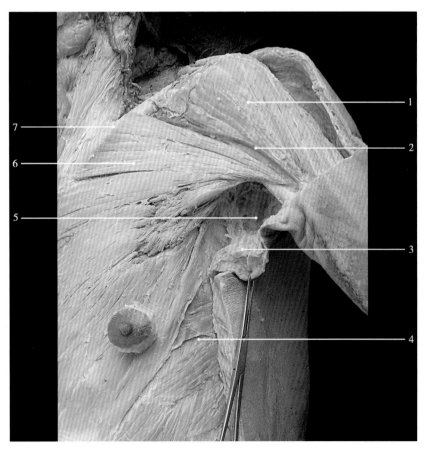

◀ 图 1-26　腋窝前壁、下壁
Fig. 1-26　Anterior and posterior walls of axillary fossa

1. 三角肌 deltoid
2. 头静脉 cephalic vein
3. 腋窝下壁 floor of axillary fossa
4. 前锯肌 serratus anterior
5. 腋窝 axillary fossa
6. 腋窝前壁（胸大肌）anterior wall of axillary fossa ( pectoralis major )
7. 锁骨 clavicle

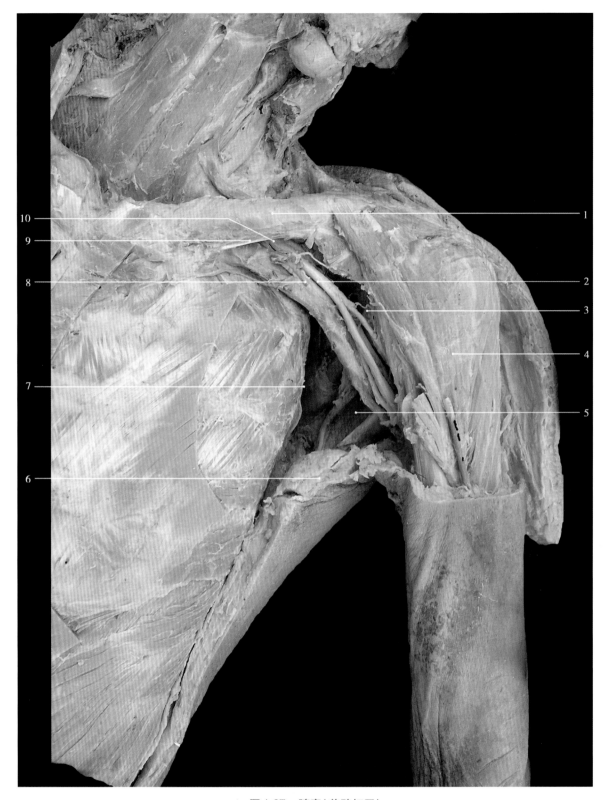

▲ 图 1-27 腋窝（前壁打开）

Fig. 1-27 Axillary fossa（its anterior wall was removed）

1. 锁骨 clavicle
2. 臂丛 brachial plexus
3. 腋窝外侧壁 lateral wall of axillary fossa
4. 三角肌 deltoid
5. 腋窝 axillary fossa
6. 腋窝下壁 inferior wall of axillary wall
7. 腋窝内侧壁 medial wall of axillary wall
8. 腋静脉 axillary vein
9. 锁骨下肌 subclavius
10. 腋窝尖 apex of axillary fossa

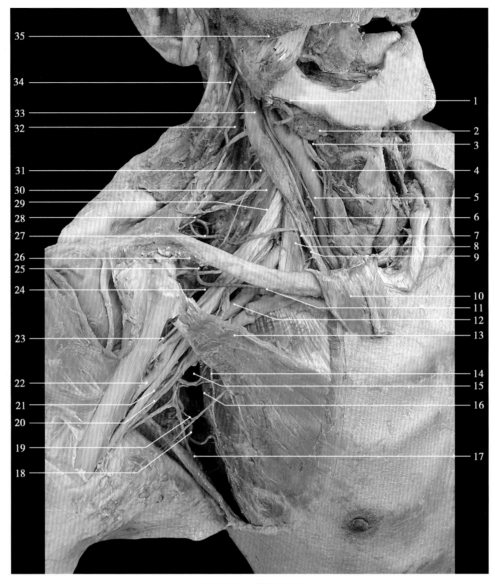

▲ 图1-28 腋窝内结构
Fig. 1-28 Structures in axillary cavity

1. 面动脉 facial artery
2. 喉上神经 superior laryngeal nerve
3. 甲状腺上动脉 superior thyroid artery
4. 颈总动脉 common carotid artery
5. 颈襻上根 superior root of ansa cervicalis
6. 迷走神经 vagus nerve
7. 膈神经 phrenic nerve
8. 前斜角肌 scalenus anterior
9. 胸膜顶 cupula of pleura
10. 胸锁乳突肌 sternocleidomastoid
11. 锁骨下动脉 subclavian artery
12. 腋动脉 axillary artery
13. 胸小肌 pectoralis minor
14. 胸长神经 long thoracic nerve
15. 胸外侧动脉 lateral thoracic artery
16. 肋间臂神经 intercostobrachial nerves
17. 背阔肌 latissimus dorsi
18. 胸背神经 thoracodorsal nerve

19. 肩胛下动脉 subscapular artery
20. 臂内侧皮神经 medial brachial cutaneous nerve
21. 腋静脉 axillary vein
22. 正中神经 median nerve
23. 肌皮神经 musculocutaneous nerve
24. 臂丛外侧束 lateral fasciculus of brachial plexus
25. 肩胛上动脉 suprascapular artery
26. 肩胛上神经 suprascapular nerve
27. 锁骨 clavide
28. 颈横动脉 transverse cervical artery
29. 臂丛上干 superior trunk of brachial plexus
30. 中斜角肌 scalenus medius
31. 锁骨上神经 supraclavicular nerve
32. 耳大神经 great auricular nerve
33. 颈内静脉 internal jugular vein
34. 副神经 accessory nerve
35. 咬肌 masseter

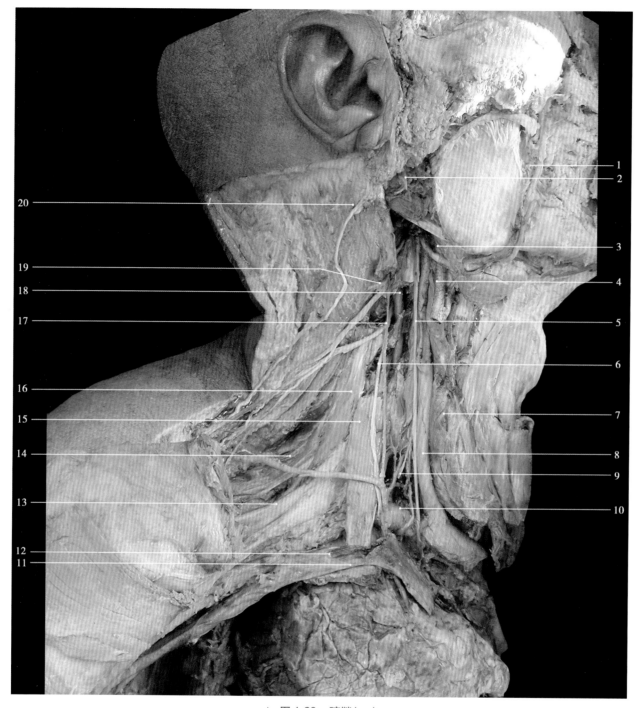

▲ 图 1-29 腋鞘（一）
Fig. 1-29 Axillary sheath（1）

1. 面动脉 facial artery
2. 面神经 facial nerve
3. 舌下神经 hypoglossal nerve
4. 颈外动脉 external carotid artery
5. 迷走神经 vagus nerve
6. 膈神经 phrenic nerve
7. 甲状腺 thyroid gland
8. 颈总动脉 common carotid artery
9. 甲状腺下动脉 inferior thyroid artery
10. 锁骨下动脉 subclavian artery
11. 第 1 肋 the 1st rib
12. 锁骨下静脉 subclavian vein
13. 腋鞘 axillary sheath
14. 颈横动脉 transverse cervical artery
15. 前斜角肌 scalenus anterior
16. 中斜角肌 scalenus medius
17. 颈升动脉 ascending cervical artery
18. 椎动脉 vertebral artery
19. 第 3 颈神经前支 anterior branch of the 3rd cervical nerve
20. 耳大神经 great auricular nerve

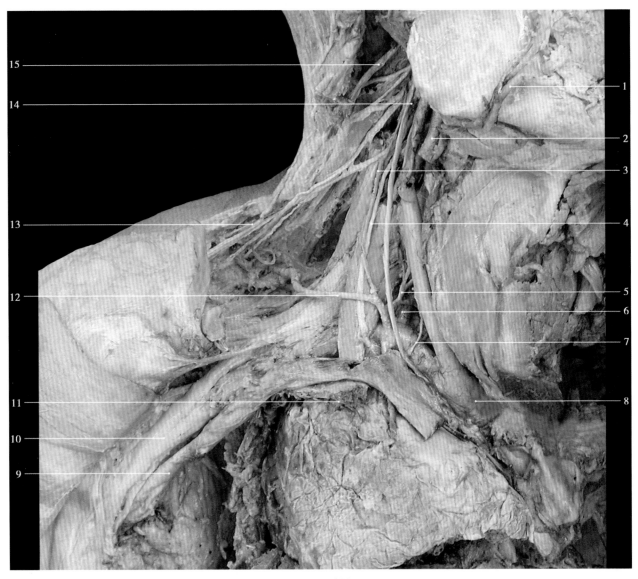

▲ 图 1-30　腋鞘（二）
Fig. 1-30　Axillary sheath（2）

1. 面动脉 facial artery
2. 颈外动脉 external carotid artery
3. 颈升动脉 ascending cervical artery
4. 膈神经 phrenic nerve
5. 甲状腺下动脉 inferior thyroid artery
6. 椎动脉 vertebral artery
7. 喉返神经 recurrent laryngeal nerve
8. 头臂干 brachiocephalic trunk
9. 锁骨下静脉 subclavian vein
10. 腋鞘 axillary sheath
11. 肺尖 apex of lung
12. 颈横动脉 transverse cervical artery
13. 锁骨上神经 supraclavicular nerves
14. 迷走神经 vagus nerve
15. 副神经 accessory nerve

### 腋窝应用解剖学要点

#### 腋窝的组成

腋窝位于上臂的近端和胸上部外侧壁之间,呈尖在上的锥形软组织间隙,是颈、躯干至上肢主要血管、神经和淋巴等集中之处。腋窝具有一尖一底和四壁。前壁由胸大肌和胸小肌及其筋膜构成;后壁由肩胛骨和肩胛下肌构成;外侧壁由肱骨近侧端、喙肱肌和肱二头肌长头构成;内侧壁由上位 2~6 肋、肋间肌及前锯肌构成。腋窝尖由第 1 肋、锁骨及肩胛骨上缘所围成;腋窝的底由皮肤、浅筋膜和腋筋膜所封闭。腋窝仅有一壁(前壁)为肌性,其余三壁均为骨由肌覆盖。

#### 腋窝内的结构

腋窝内有:腋动脉及其分支,腋静脉及其属支,臂丛神经和腋淋巴结及大量疏松结缔组织。

1. 腋动脉　腋动脉是锁骨下动脉的直接延续,经颈腋管进入腋腔。腋动脉长约 10.5cm,在肩胛下动脉近端外径为 6.3mm,远端为 5.5mm。腋动脉据其与胸小肌的局部位置而被分为三段。

2. 腋静脉　腋静脉在腋窝内位于腋动脉的前内侧,外径为 1.16cm。

3. 臂丛　臂丛先经斜角肌间隙、锁骨下动脉的上后,经锁骨、喙突与第一肋之间,经颈腋管进入腋窝。臂丛在进入腋窝前有明显的臂丛鞘(腋鞘)所包绕。臂丛在腋窝内与腋动脉、腋静脉关系较为密切,尤其是腋动脉的第二段和第三段。

4. 腋窝淋巴结　腋窝内淋巴结约有 8~45 个,沿血管神经排列。分为①外侧群:沿腋静脉排列;②后群:沿肩胛下血管排列;③中央群:多在腋动脉、腋静脉的后方;④前群:沿胸外侧血管排列;⑤胸肌间群淋巴结:沿胸肩峰血管的胸小肌支排列;⑥尖群:位于腋窝尖的腋静脉的近端。

#### 临床应用要点

1. 腋动脉　腋动脉按其与胸小肌的局部关系而被分为三段;腋动脉的第一段位于锁骨胸肌三角内,此段位置最深,显露困难。此段前面有喙锁筋膜和胸大肌锁骨部,后有胸长神经和臂丛内侧束,外侧有臂丛的外侧束和后束,内侧有腋静脉。第二段位于胸小肌的深面,被臂丛的内、外和后束所包绕。第三段位于胸肌下三角该段位置最浅,易于显露。腋动脉结扎术常选在此段,结扎的部位可选择在肩胛下动脉起点的近侧端或远侧端。远侧端结扎后的侧支循环的路径是:肩胛下动脉的分支与胸廓内动脉的肋间动脉和胸外侧动脉吻合;旋肩胛动脉与颈横动脉以及肩胛上动脉吻合。在肩胛下动脉起点的远侧端结扎后的侧支循环路径是:肩胛下动脉、胸肩峰动脉以及旋肱前、后动脉和肱深动脉的分支吻合。

2. 腋静脉　腋静脉与腋动脉在腋窝内相邻很近,是易发生动静脉瘘的部位。由于腋静脉与腋淋巴结的关系密切,在乳腺癌根治术时,可结扎切断腋静脉的属支,但要保护腋静脉。由于腋静脉管壁薄,在锁骨胸肌三角与喙锁筋膜相愈合,因而管径常保持开放状态,一旦不慎损伤后,可发生空气栓塞。

3. 臂丛　臂丛在进入腋窝前就被腋鞘(臂丛鞘)所包绕,腋鞘一直延续至腋窝,鞘的容量约有 40ml。临床在腋窝臂丛阻滞术时,如药量不足 40ml 时,常不能使肌皮神经、腋神经受阻滞。臂丛的创伤发生在臂丛的根时,可能伤及臂丛的部分纤维。如损伤臂丛的干、束或周围神经干时,则有可能损伤整个臂丛纤维。

4. 腋窝淋巴结　尖群淋巴结常为 2~4 个,接收腋淋巴结的外侧群、后群、中央群和胸肌群淋巴结的输出管,同时也接受乳房淋巴的输出管。位于腋窝尖的腋静脉近端,胸小肌和锁骨下肌之间。尖群淋巴结是腋窝淋巴结的最后过滤站,一旦发现尖群淋巴结受侵犯,将提示病变已转移而预示后果不良。

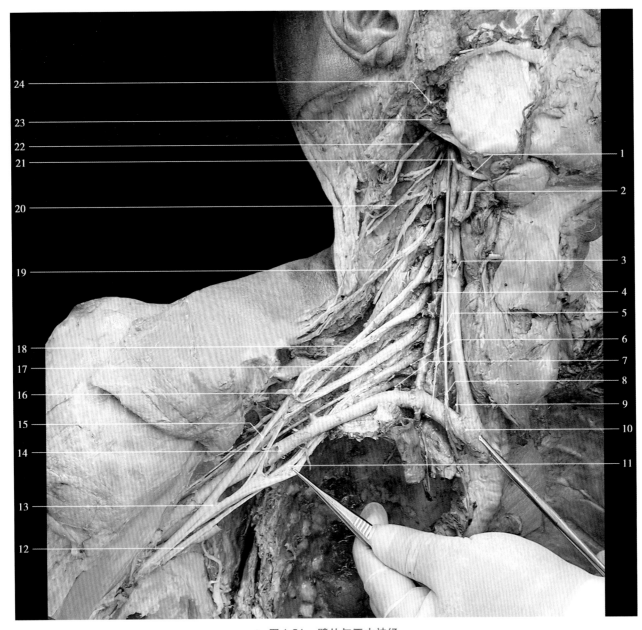

▲ 图 1-31　臂丛与正中神经

Fig. 1-31　Brachial plexus and median nerve

1. 舌下神经 hypoglossal nerve
2. 颈外动脉 external carotid artery
3. 颈总动脉 common carotid artery
4. 椎动脉 vertebral artery
5. 颈交感干 cervical sympathetic trunk
6. 第 8 颈神经前根 anterior branch of the 8th cervical nerve
7. 第 1 胸神经前根 anterior branch of the 1st thoracic nerve
8. 迷走神经 vagus nerve
9. 胸膜顶 cupula of pleura
10. 头臂干 brachiocephalic trunk
11. 臂丛内侧束 medial fasciculus of brachial plexus
12. 尺神经 ulnar nerve
13. 正中神经 median nerve
14. 腋动脉 axillary artery
15. 臂丛外侧束 lateral fasciculus of brachial plexus
16. 臂丛后束 posterior fasciculus of brachial plexus
17. 臂丛中干 middle trunk of brachial plexus
18. 臂丛上干 superior trunk of brachial plexus
19. 锁骨上神经 supraclavicular nerves
20. 颈横神经 transverse nerve of neck
21. 颈上神经节 superior cervical ganglion
22. 副神经 accessory nerve
23. 二腹肌后腹 posterior belly of digastric
24. 面神经 facial nerve

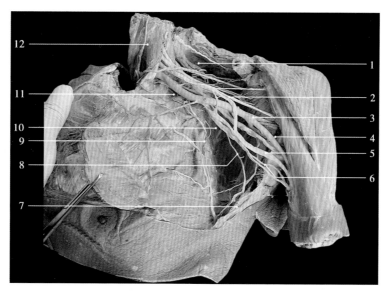

▲ 图 1-32 臂丛与尺神经
Fig. 1-32 Brachial plexus and ulnar nerve

1. 肩胛上神经 suprascapular nerve
2. 肩胛下神经 subscapular nerve
3. 肌皮神经 musculocutaneous nerve
4. 腋神经 axillary nerve
5. 桡神经 radial nerve
6. 正中神经 median nerve
7. 胸背神经 thoracodorsal nerve
8. 尺神经 ulnar nerve
9. 胸长神经 long thoracic nerve
10. 内侧束 medial cord
11. 锁骨下动脉 subclavian artery
12. 膈神经 phrenic nerve

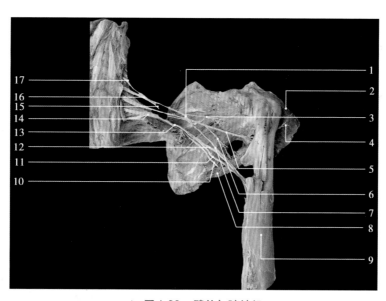

▲ 图 1-33 臂丛与腋神经
Fig. 1-33 Brachial plexus and axillary nerve

1. 后束 posterior cord
2. 三角肌 deltoid
3. 上肩胛下神经 upper subscapular nerve
4. 腋神经肌支 muscular branches of axillary nerve
5. 腋神经 axillary nerve
6. 下肩胛下神经 lower subscapular nerve
7. 桡神经 radial nerve
8. 大圆肌 teres major
9. 肱二头肌 biceps brachii
10. 臂内侧皮神经 medial brachial cutaneous nerve
11. 前臂内侧皮神经 medial antebrachial cutaneous nerve
12. 尺神经 ulnar nerve
13. 内侧束 medial cord
14. 下干 inferior trunk
15. 上干前股 anterior divisions of superior trunk
16. 上干 superior trunk
17. 颈 5 脊神经前支 anterior branch of the 5th cervical nerve

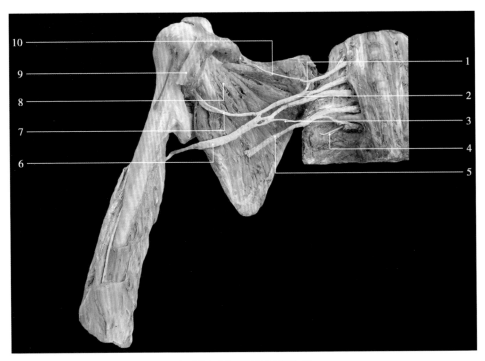

▲ 图 1-34　臂丛与桡神经

Fig. 1-34　Brachial plexus and radial nerve

1. 上干后股 posterior divisions of superior trunk
2. 后束 posterior cord
3. 下干后股 posterior divisions of inferior trunk
4. 第 1 肋间神经 the 1st intercostal nerve
5. 内侧束 medial cord
6. 桡神经 radial nerve
7. 腋神经 axillary nerve
8. 肩胛下肌 subscapularis
9. 肱二头肌长头 long head of biceps brachii
10. 肩胛上神经 suprascapular nerve

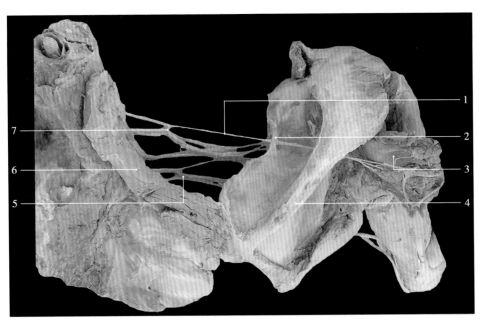

▲ 图 1-35　肩胛上神经

Fig. 1-35　Suprascapular nerve

1. 肩胛上神经 suprascapular nerve
2. 肩胛横韧带 transverse scapular ligament
3. 冈下肌 infraspinatus
4. 肩胛冈 spine of scapula
5. 下干 inferior trunk
6. 肩胛提肌 levator scapular
7. 上干 superior trunk

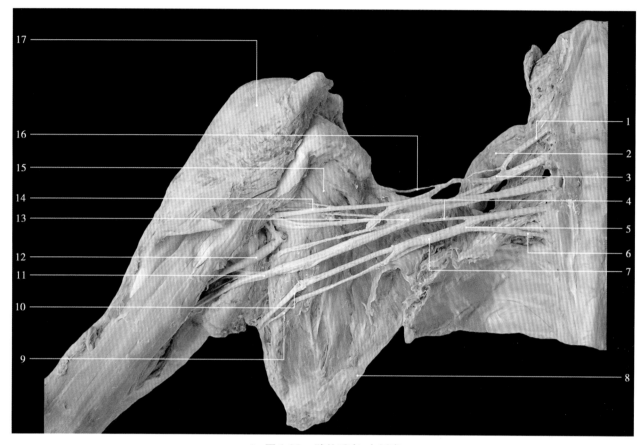

▲ 图 1-36 臂丛后束、内侧束

Fig. 1-36 Posterior，medial cords of the brachial plexus

1. 颈 5 脊神经前支 anterior branch of the 5th cervical nerve
2. 肩胛提肌 levator scapular
3. 上干 superior trunk
4. 下干后股 posterior divisions of inferior trunk
5. 下干 inferior trunk
6. 胸 1 脊神经前支 anterior branch of the 1st thoracic nerve
7. 内侧束 medial cord
8. 肩胛骨内侧缘 medial border of scapula
9. 前臂内侧皮神经 medial antebrachial cutaneous nerve

10. 尺神经 ulnar nerve
11. 桡神经 radial nerve
12. 腋动脉 axillary artery
13. 后束 posterior cord
14. 腋神经 axillary nerve
15. 肩胛下肌 subscapularis
16. 肩胛上神经 suprascapular nerve
17. 三角肌 deltoid

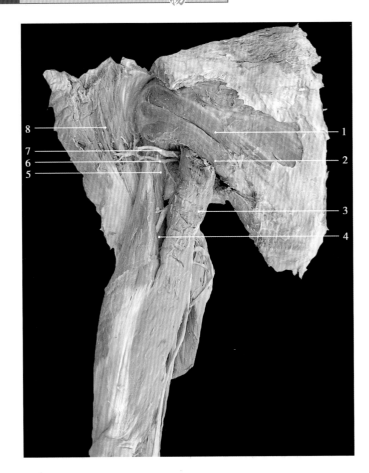

◀ 图 1-37　腋神经与肱骨外科颈
Fig. 1-37　Axillary nerve and surgical neck of the humerus

1. 冈下肌 infraspinatus
2. 小圆肌 teres minor
3. 肱三头肌长头 long head of triceps brachii
4. 桡神经 radial nerve
5. 旋肱后动脉 posterior humeral circumflex artery
6. 腋神经 axillary nerve
7. 肱骨外科颈 surgical neck of humerus
8. 三角肌 deltoid

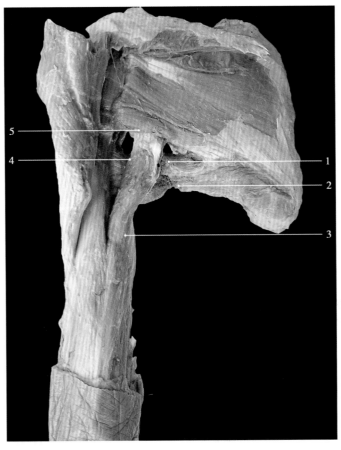

◀ 图 1-38　三边孔、四边孔（后面观）
Fig. 1-38　Posterior aspect of the trilateral foramen and quadrlateral foramen

1. 三边孔 trilateral foramen
2. 大圆肌 teres major
3. 肱三头肌长头 long head of triceps brachii
4. 四边孔 quadrilateral foramen
5. 小圆肌 teres minor

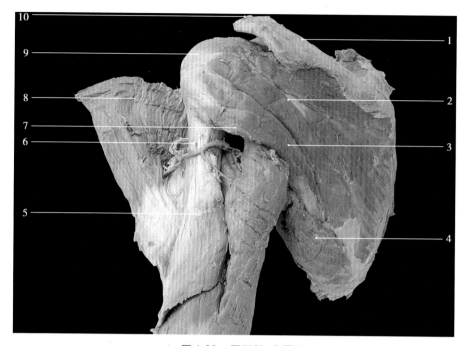

▲ 图 1-39 冈下肌、小圆肌

Fig. 1-39 Infraspinatus and teres minor

1. 肩胛冈 spine of scapula
2. 冈下肌 infraspinatus
3. 小圆肌 teres minor
4. 大圆肌 teres major
5. 肱三头肌外侧头 lateral head of triceps brachii
6. 旋肱后动脉 posterior humeral circumflex artery
7. 四边孔 quadrangular foramen
8. 三角肌 deltoid
9. 肱骨大结节 greater tubercle of humerus
10. 肩峰 acromion

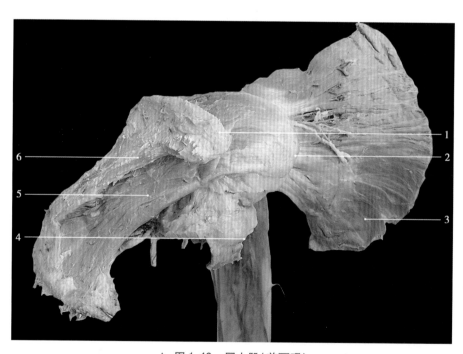

▲ 图 1-40 冈上肌(前面观)

Fig. 1-40 Anterior aspect of the supraspinatus

1. 肩峰 acromion
2. 大结节 greater tubercle
3. 三角肌 deltoid
4. 喙突 coracoid process
5. 冈上肌 supraspinatus
6. 肩胛冈 spine of scapula

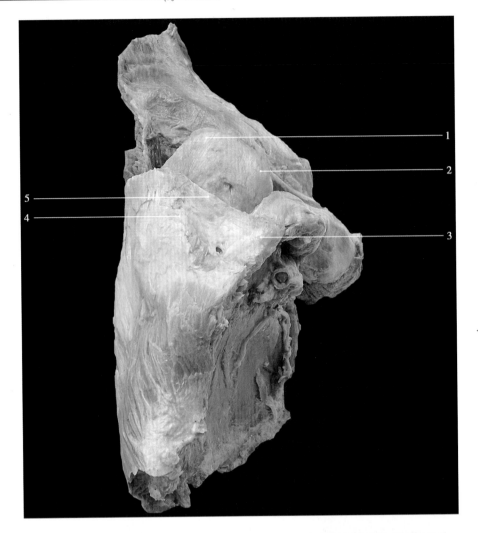

◀ 图1-41 喙肩弓上面观
Fig. 1-41 Superior aspect
of the coracoacromial arch

1. 大结节 greater tubercle
2. 小结节 lesser tubercle
3. 喙突 coracoid process
4. 肩峰 acromion
5. 喙肩韧带 coracoacromial
   ligament

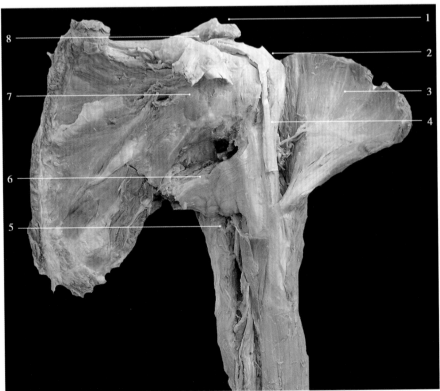

◀ 图1-42 肩胛下肌
Fig. 1-42 Subscapularis

1. 肩峰 acromion
2. 大结节 greater tubercle
3. 三角肌 deltoid
4. 肱二头肌长头 long head
   of biceps brachii
5. 肱三头肌长头 long head
   of triceps brachii
6. 大圆肌 teres major
7. 肩胛下肌 subscapularis
8. 喙突 coracoid process

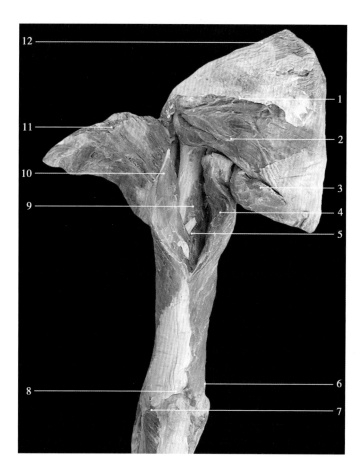

◀ 图 1-43　肩带肌后面观

Fig. 1-43　Posterior aspect of the muscles of the pectoral girdle

1. 冈下肌 infraspinatus
2. 小圆肌 teres minor
3. 大圆肌 teres major
4. 肱三头肌长头 long head of triceps brachii
5. 肱三头肌内侧头 medial head of triceps brachii
6. 内上髁 medial epicondyle
7. 肘肌 anconeus
8. 鹰嘴 olecranon
9. 桡神经 radial nerve
10. 肱三头肌外侧头 lateral head of triceps brachii
11. 三角肌 deltoid
12. 冈上肌 supraspinatus

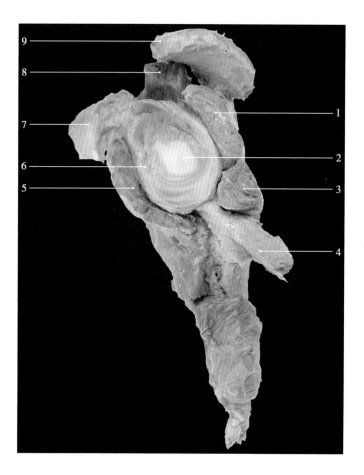

◀ 图 1-44　肩关节肌腱袖

Fig. 1-44　Myotendinous cuff

1. 冈下肌 infraspinatus
2. 关节盂 glenoid cavity
3. 小圆肌 teres minor
4. 肱三头肌长头 long head of triceps brachii
5. 肩胛下肌 subscapularis
6. 关节盂缘 circumferential cartilage
7. 喙突 coracoid process
8. 冈上肌 supraspinatus
9. 肩峰 acromion

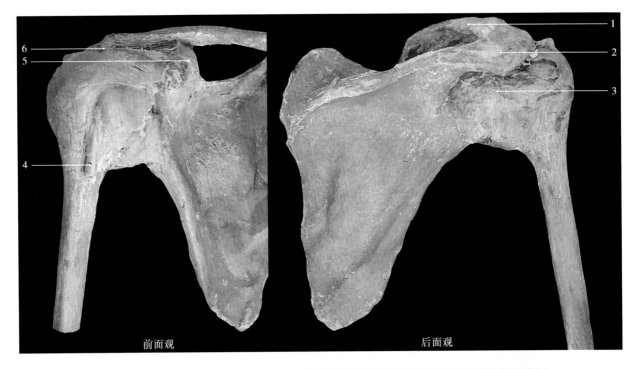

前面观　　　　　　　　　　　　　后面观

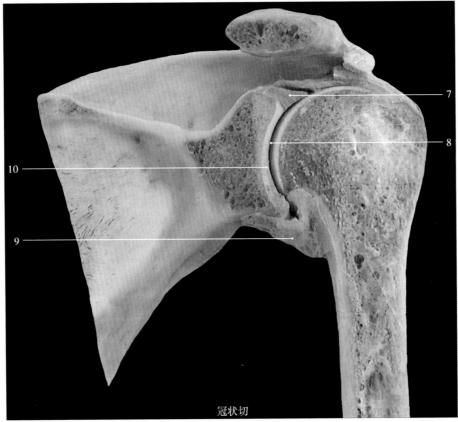

冠状切

▲ 图1-45　肩关节

Fig. 1-45　Shoulder joint

1. 喙肩韧带 coracoacromial ligament
2. 肩峰 acromion
3. 关节囊 articular capsule
4. 肱二头肌长头腱 tendon of long head of biceps brachii
5. 喙突 acromioclavicular joint

6. 肩锁关节 acromioclavicular joint
7. 关节唇 articular labrum
8. 关节腔 articular cavity
9. 关节囊 articular capsule
10. 关节盂 glenoid cavity

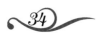

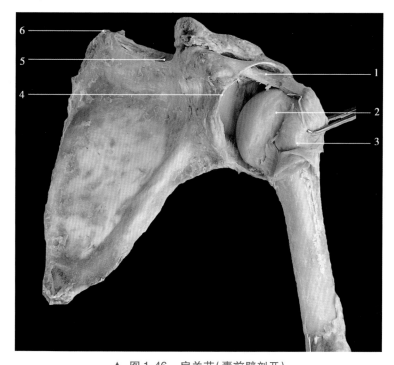

▲ 图 1-46 肩关节（囊前壁剖开）
Fig. 1-46 Shoulder joint ( The anterior wall of the capsule was opened)

1. 肱三头肌长头腱 tendon of long head of triceps brachii
2. 解剖颈 anatomical neck
3. 关节囊 articular capsule
4. 关节唇 articular labrum
5. 肩胛切迹 scapular notch
6. 上角 superior angle

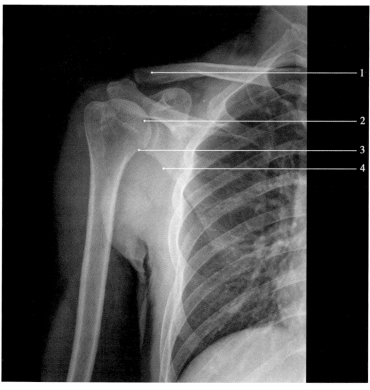

▲ 图 1-47 肩关节正位 X 片
Fig. 1-47 X-ray film of shoulder joint in anterior position

1. 锁骨 clavicle
2. 肱骨头 head of humerus
3. 外科颈 surgical neck
4. 肩胛骨 scapula

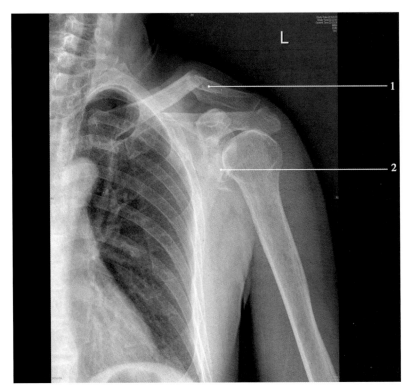

▲ 图1-48　肩胛骨和锁骨骨折 X 片
Fig. 1-48　X-ray film of fracture of clavicle and scapula

1. 锁骨骨折 fracture of clavicle　　　2. 肩胛骨骨折线 fracture line of scapula

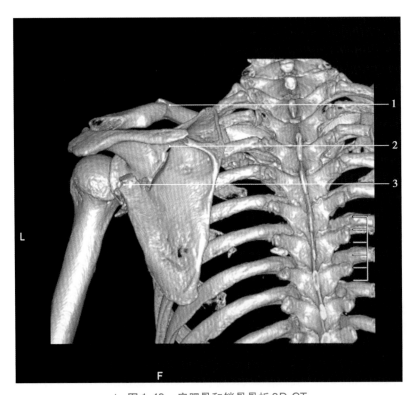

▲ 图1-49　肩胛骨和锁骨骨折 3D-CT
Fig. 1-49　3D-CT of fracture of clavicle and scapula

1. 锁骨骨折线 fracture line of clavicle　　　3. 肩胛盂 scapula glenoid
2. 肩胛骨骨折线 fracture line of scapula

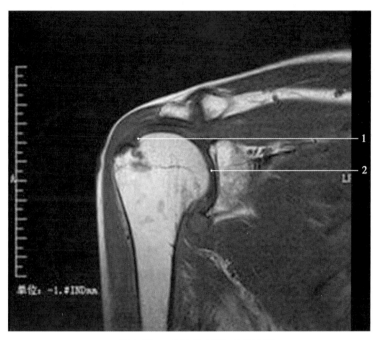

▲ 图 1-50　肩关节 MRI：肩袖损伤
Fig. 1-50　MRI of shoulder joint：Rotator cuff injury

1. 肩袖损伤 rotator cuff injury　　2. 肩关节腔 cavity of shoulder joint

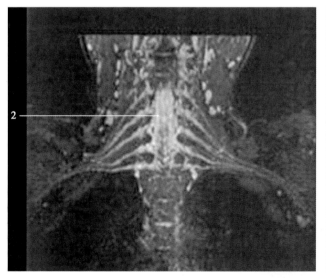
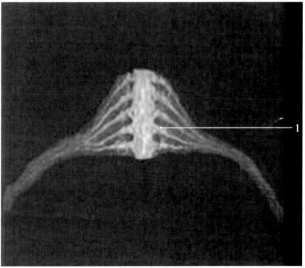

▲ 图 1-51　臂丛神经 MRI
Fig. 1-51　MRI of brachial plexus

1. 神经根 nerve root　　2. 脊髓 spinal cord

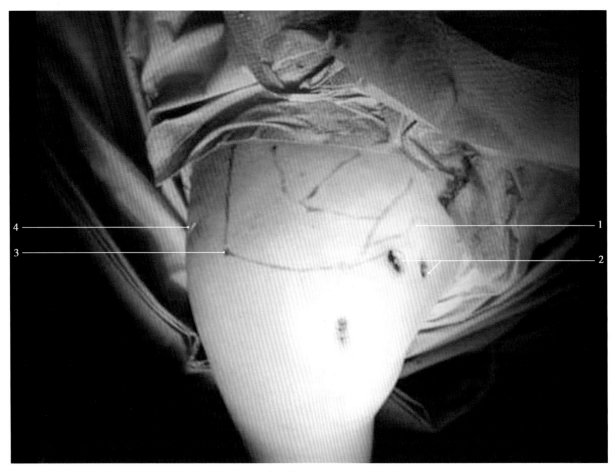

▲ 图 1-52　肩关节镜手术入路示意图（一）

Fig. 1-52　Schematic approach of the shoulder arthroscopy（1）

1. 喙突 coracoid process　　　　3. 肩峰 acromion

2. 前侧切口 anterior approach　　4. 后侧切口 posterior approach

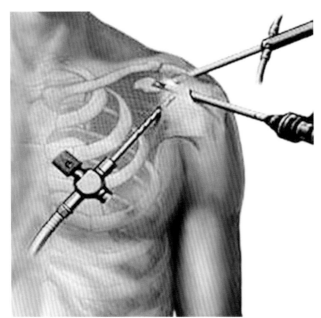

▲ 图 1-53　肩关节镜手术入路示意图（二）

Fig. 1-53　Schematic approach of the shoulder arthroscopy（2）

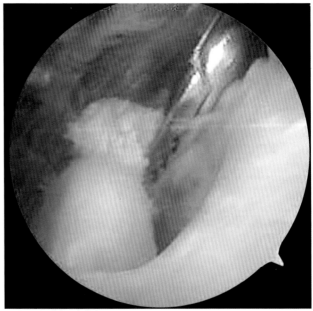

▲ 图 1-54　肩关节镜手术视野

Fig. 1-54　Operative field of shoulder arthroscopy

## 第三节 臂中段手术应用解剖

上臂中段的手术主要是骨折的切开复位内固定手术、上肢神经血管损伤的探查。所有涉及肱骨的入路都有潜在的危险,因为这个部位的神经血管紧邻肱骨走行;腋神经、桡神经和尺神经都与肱骨关系密切,在所有的结构中桡神经在显露肱骨干时损伤的危险最大。

肱骨中段主要有四种入路:肱骨前侧入路、肱骨远端前外侧入路、肱骨后侧入路和肱骨远端外侧入路。在以上入路中,前侧和后侧入路用途最广,可以显露肱骨的大部分区域。

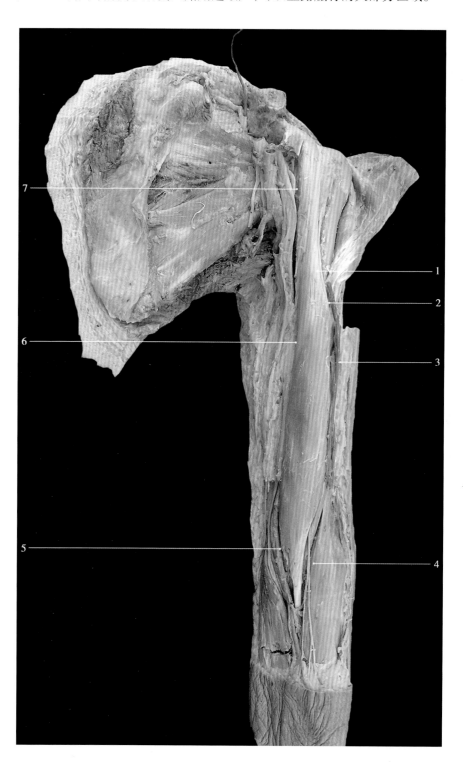

◀ 图 1-55 肱二头肌内、外侧沟

Fig. 1-55 Lateral and medial bicipital sulcus

1. 肱二头肌 biceps brachii
2. 肱二头肌外侧沟 lateral bicipited sulcus
3. 头静脉 cephalic vein
4. 前臂外侧皮神经 lateral antebrachial cutaneous nerve
5. 肱动脉 brachial artery
6. 肱二头肌内侧沟 medial bicipital sulcus
7. 臂丛 brachial plexus

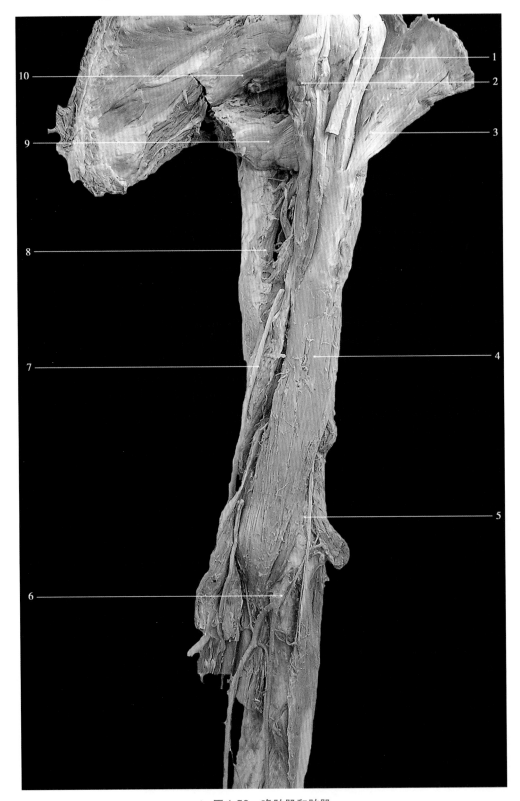

▲ 图 1-56 喙肱肌和肱肌

Fig. 1-56 Coracobrachialis and brachialis

1. 肱二头肌长头腱 tendon of long head of biceps brachii
2. 喙肱肌 coracobrachialis
3. 三角肌 deltoid
4. 肱肌 brachialis
5. 桡神经浅支 superficial branch of radial nerve
6. 肱动脉 brachial artery
7. 尺神经 ulnar nerve
8. 肱三头肌长头 long head of triceps brachii
9. 大圆肌 teres major
10. 肩胛下肌 subscapularis

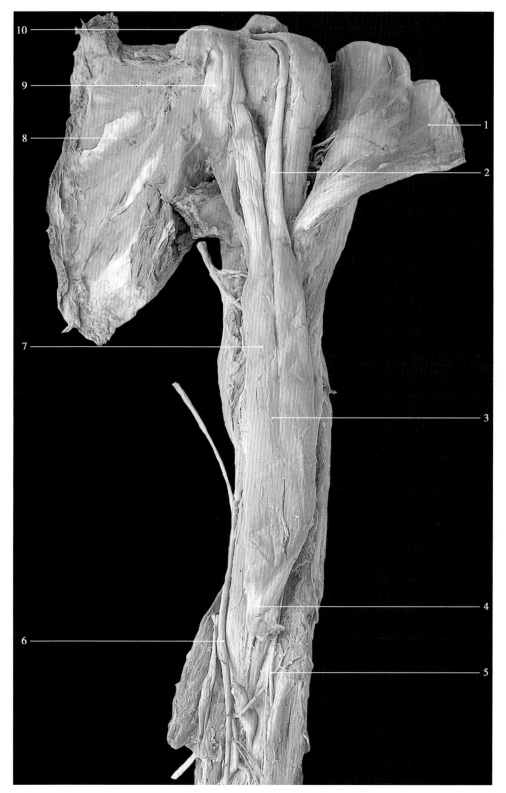

▲ 图1-57 肱二头肌

Fig. 1-57 Biceps brachii

1. 三角肌 deltoid
2. 肱二头肌长头 long head of biceps brachii
3. 肱二头肌 biceps brachii
4. 肱二头肌腱膜 aponeurosis of biceps brachii
5. 桡神经 radial nerve
6. 肱动脉 brachial artery
7. 肱二头肌短头 short head of biceps brachii
8. 肩胛下肌 subscapularis
9. 喙肱肌 coracobrachialis
10. 喙突 coracoid process

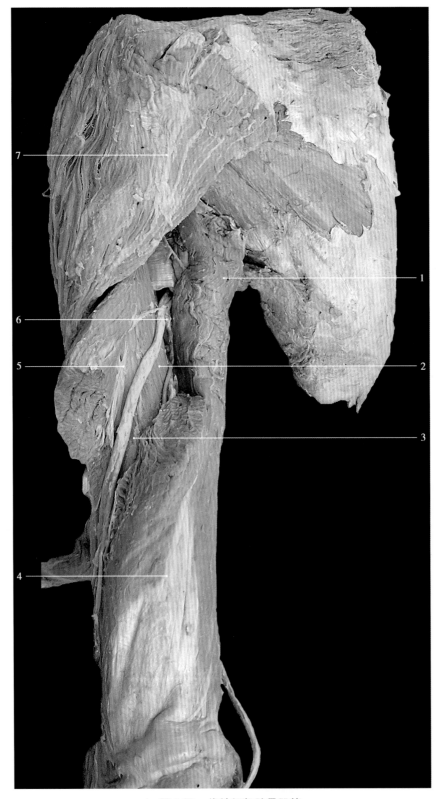

▲ 图 1-58　桡神经与肱骨肌管

Fig. 1-58　Radial nerve and humeromusculalr tunnel

1. 肱三头肌长头 long head of triceps brachii
2. 肱三头肌内侧头 medial head of triceps brachii
3. 肱骨肌管 humeromuscular tunnel
4. 肱三头肌 triceps brachii
5. 肱三头肌外侧头 lateral head of triceps brachii
6. 桡神经 radial nerve
7. 三角肌 deltoid

# 第四节 肘关节手术应用解剖

　　肘关节解剖结构较为复杂,周围有丰富的神经、血管走行,且有众多肌腱韧带附着,损伤后骨块移位明显,治疗相对棘手。切开复位内固定是治疗成人肱骨远端骨折和尺桡骨近端骨折的首选方法。合理的手术入路对术后功能恢复有积极的作用,应根据骨折类型、关节面波及范围、固定方式等选择手术入路。肘关节周围目前常用的手术入路有:肘关节后正中入路、肘关节前正中入路、肘关节外侧入路、肘关节内侧入路、尺骨鹰嘴截骨入路、肱三头肌舌状瓣入路、肱三头肌肌腱止点横断入路、肱三头肌-肘肌瓣入路等。

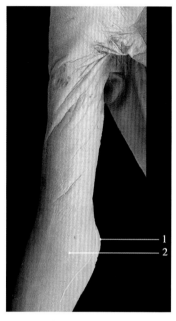

▲ 图 1-59　肘关节内侧手术入路切口(一)
Fig. 1-59　Surgical incision of the medial approach to the elbow joint(1)

1. 肱骨内上髁 medial epicondyle of humerus
2. 肘窝 cubital fossa

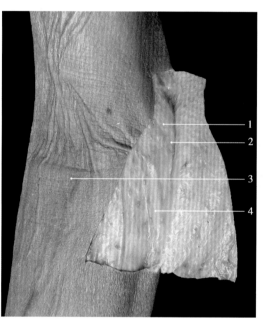

▲ 图 1-60　肘关节内侧手术入路切口(二)
Fig. 1-60　Surgical incision of the medial approach to the elbow joint(2)

1. 浅筋膜 superficial fascia
2. 肱骨内上髁 medial epicondyle of humerus
3. 肘窝 cubital fossa
4. 贵要静脉 basilic vein

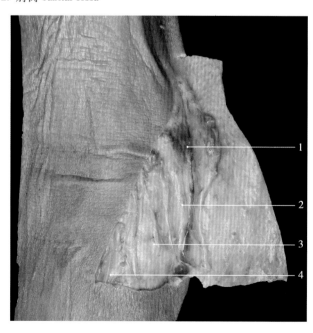

◀ 图 1-61　肘关节内侧手术入路切口(三)
Fig. 1-61　Surgical incision of the medial approach to the elbow joint(3)

1. 肱骨内上髁 medial epicondyle of humerus
2. 贵要静脉 basilic vein
3. 肘淋巴结 cubital lymph node
4. 前臂内侧皮神经 medial antebrachial cutaneous nerve

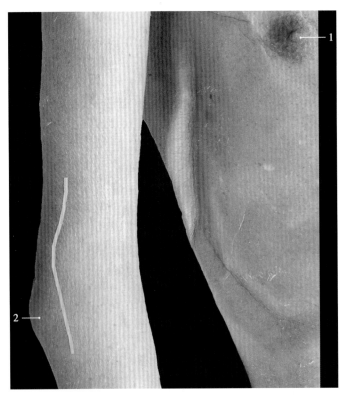

▲ 图 1-62　肘关节外侧手术入路切口（一）
Fig. 1-62　Surgical incision of the lateral approach to the elbow joint（1）

1. 乳头 papilla
2. 鹰嘴 olecranon

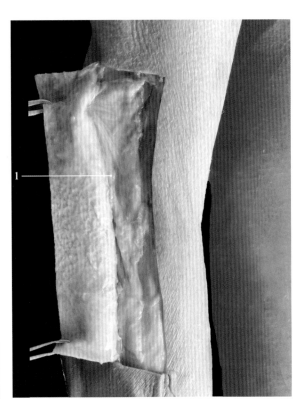

▲ 图 1-63　肘关节外侧手术入路切口（二）
Fig. 1-63　Surgical incision of the lateral approach to the elbow joint（2）

1. 浅筋膜 superficial fascia

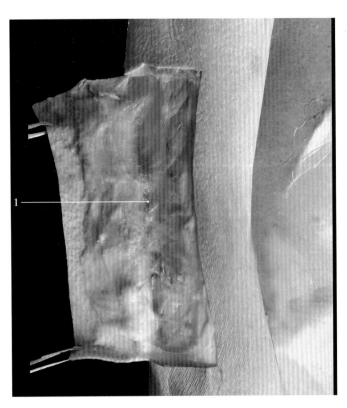

◀ 图 1-64　肘关节外侧手术入路切口（三）
Fig. 1-64　Surgical incision of the lateral approach to the elbow joint（3）

1. 深筋膜 deep fascia

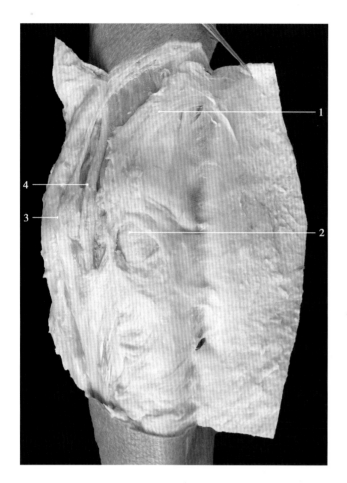

◀ 图 1-65　肘关节后侧手术入路切口（一）
Fig. 1-65　Surgical incision of the posterior approach to the elbow joint（1）

1. 肱三头肌 triceps brachii
2. 鹰嘴 olecranon
3. 肱骨内上髁 medial epicondyle of humerus
4. 尺神经 ulnar nerve

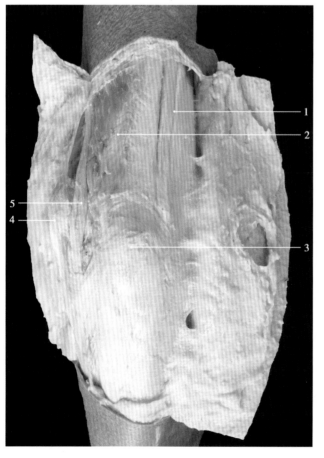

◀ 图 1-66　肘关节后侧手术入路切口（二）
Fig. 1-66　Surgical incision of the posterior approach to the elbow joint（2）

1. 臂后皮神经 posterior brachial cutaneous nerve
2. 肱三头肌 triceps brachii
3. 鹰嘴 olecranon
4. 肱骨内上髁 medial epicondyle of humerus
5. 尺神经 ulnar nerve

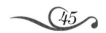

45

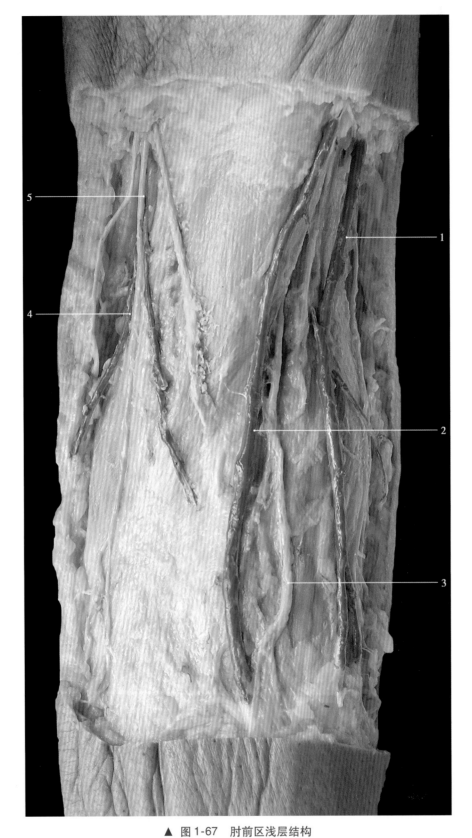

▲ 图 1-67 肘前区浅层结构

Fig. 1-67 Superficial structures in anterior cubital region

1. 贵要静脉 basilic vein      4. 头静脉 cephalic vein

2. 肘正中静脉 median cubital vein      5. 桡神经浅支 superficial branches of radial nerve

3. 前臂内侧皮神经 medial antebrachial cutaneous nerve

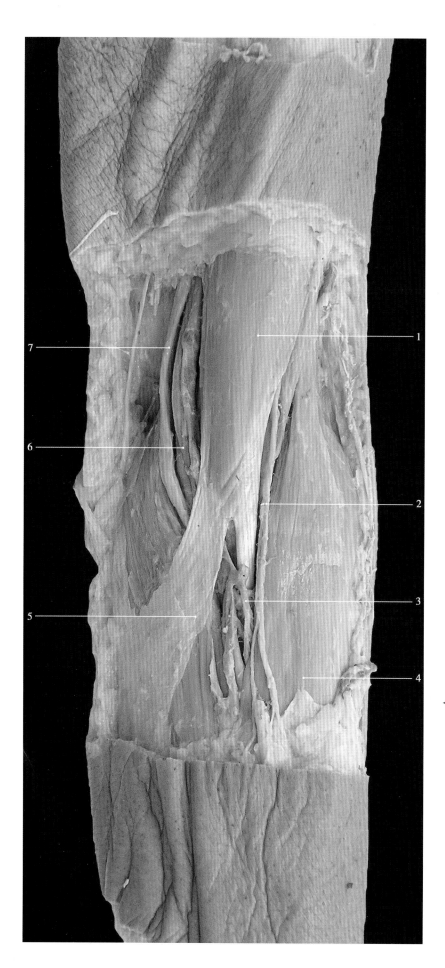

◀ 图 1-68 肘窝浅层结构

Fig. 1-68 Superficial structures in cubital fossa

1. 肱二头肌 biceps brachii
2. 前臂外侧皮神经 lateral antebrachial cutaneous nerve
3. 肱二头肌腱 tendon of biceps brachii
4. 肱桡肌 brachioradialis
5. 肱二头肌腱膜 aponeurosis of biceps brachii
6. 肱动脉 brachial artery
7. 正中神经 median nerve

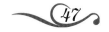

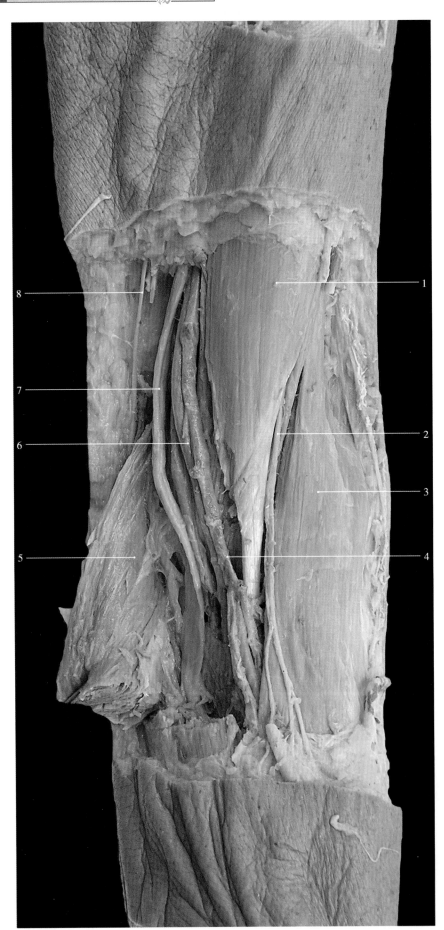

◀ 图 1-69　肘窝深层结构
Fig. 1-69　Deep structures in cubital fossa

1. 肱二头肌 biceps brachii
2. 前臂外侧皮神经 lateral ante-brachial cutaneous nerve
3. 肱桡肌 brachioradialis
4. 肱静脉 brachial vein
5. 桡侧腕屈肌（切断上翻）flexor carpi radialis（cut and turned up）
6. 肱动脉 brachial artery
7. 正中神经 median nerve
8. 前臂内侧皮神经 medial ante-brachial cutaneous nerve

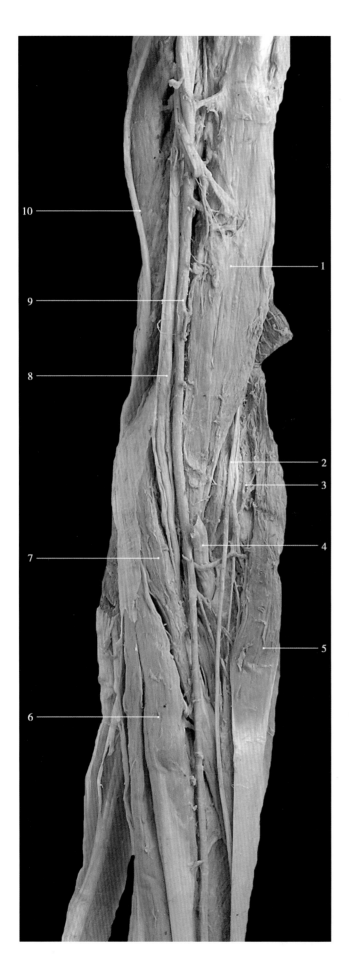

◀ 图 1-70 桡侧返动脉
Fig. 1-70 Radial recurrent artery

1. 肱肌 brachialis
2. 桡神经浅支 superficial branch of radial nerve
3. 桡侧返动脉 radial recurrent artery
4. 肱二头肌腱 tendon of biceps brachii
5. 肱桡肌 brachioradialis
6. 指浅屈肌 flexor digitorum superficialis
7. 旋前圆肌 pronator teres
8. 正中神经 median nerve
9. 肱动脉 brachial artery
10. 尺神经 ulnar nerve

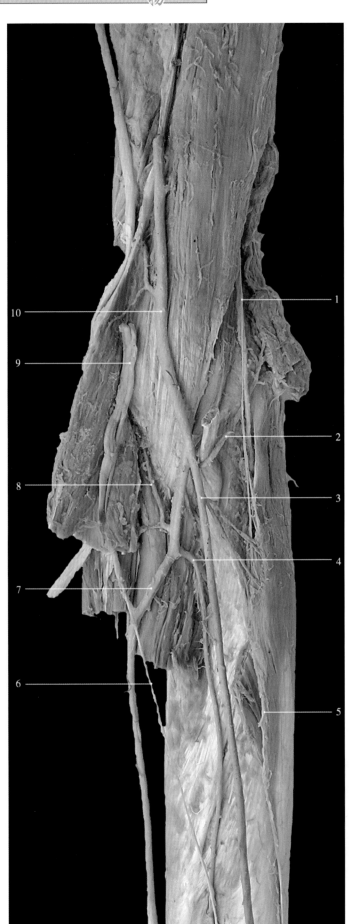

◀ 图 1-71　骨间总动脉
Fig. 1-71　Common interosseous artery

1. 桡神经浅支 superficial branch of radial nerve
2. 桡侧返动脉 radial recurrent artery
3. 桡动脉 radial artery
4. 骨间总动脉 common interosseous artery
5. 肱桡肌 brachioradialis
6. 骨间前神经 anterior interosseous nerve
7. 尺动脉 ulnar artery
8. 尺侧返动脉 ulnar recurrent artery
9. 正中神经 median nerve
10. 肱动脉 brachial artery

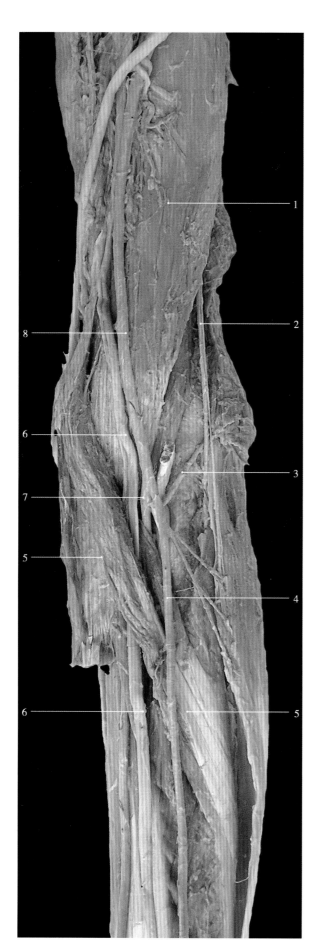

◀ 图 1-72　正中神经与旋前圆肌
Fig. 1-72　Median nerve and pronator teres

1. 肱肌 brachialis
2. 桡神经 radial nerve
3. 桡侧返动脉 radial recurrent artery
4. 桡动脉 radial artery
5. 旋前圆肌 pronator teres
6. 正中神经 median nerve
7. 尺动脉 ulnar artery
8. 肱动脉 brachial artery

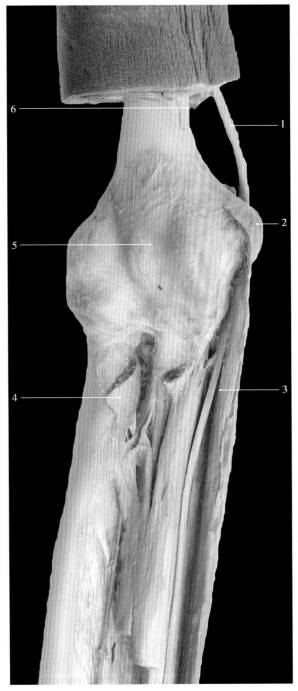

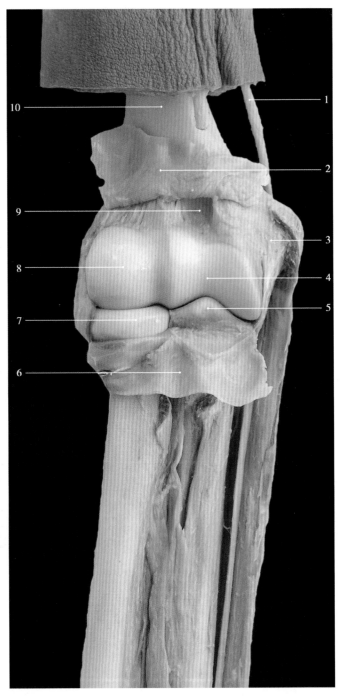

▲ 图 1-73 肘关节囊、内上髁与尺神经
Fig. 1-73 Cubital articular capsule, medial epicondyle and ulnar nerve

1. 尺神经 ulnar nerve
2. 内上髁 medial epicondyle
3. 尺侧腕屈肌 flexor carpi ulnaris
4. 肱二头肌肌腱 tendon of biceps brachii
5. 关节囊 articular capsule
6. 正中神经 median nerve

▲ 图 1-74 肘关节（前壁打开）
Fig. 1-74 Elbow joint（Anterior wall was opened）

1. 尺神经 ulnar nerve
2. 肘关节囊前壁 anterior wall of capsula articularis cubiti
3. 内上髁 medial epicondyle
4. 肱骨滑车 trochlea of humerus
5. 冠突 coronoid process
6. 肘关节囊前壁 anterior wall of capsula articularis cubiti
7. 环状关节面 articular circumference
8. 肱骨小头 capitulum of humerus
9. 冠突窝 coronoid fossa
10. 肱骨 humerus

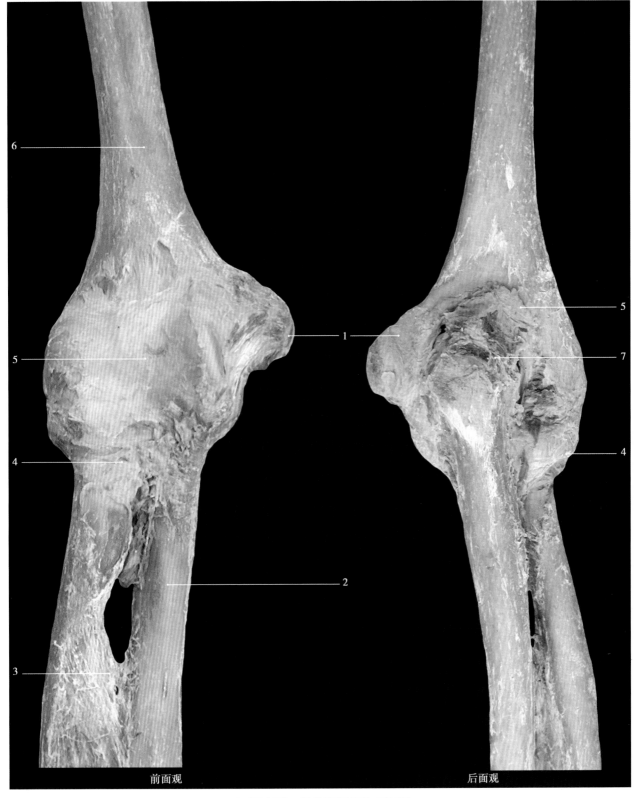

前面观                                        后面观

▲ 图 1-75　肘关节前面观、后面观
Fig. 1-75　Anterior and posterior aspect of elbow joint

1. 肱骨内上髁 medial epicondyle of humerus
2. 尺骨 ulna
3. 前臂骨间膜 interosseous membrane of forearm
4. 桡骨环状韧带 annular ligament of radius

5. 关节囊 articular capsule
6. 肱骨 humerus
7. 鹰嘴 olecranon

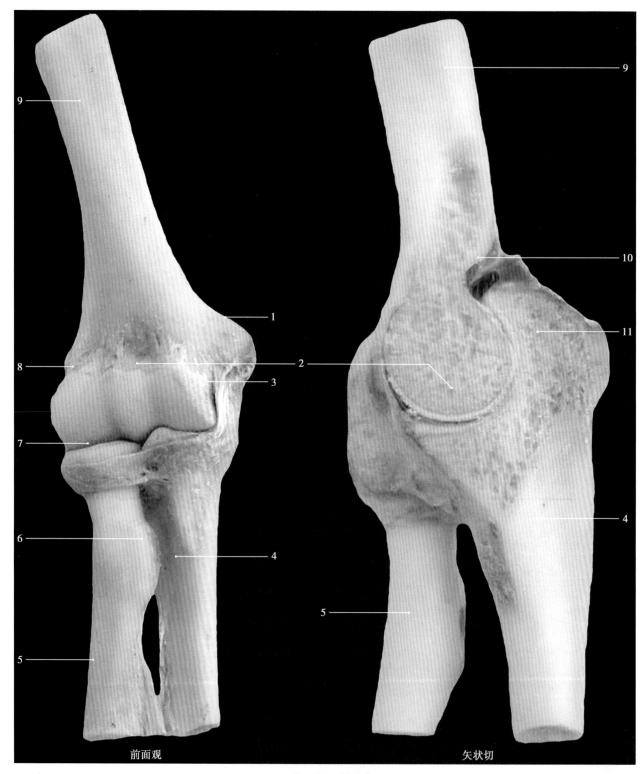

前面观                                        矢状切

▲ 图1-76  肘关节
Fig. 1-76  Elbow joint

1. 肱骨内上髁 medial epicondyle of humerus
2. 肱骨滑车 trochlea of humerus
3. 尺侧副韧带 ulnar collateral ligament
4. 尺骨 ulna
5. 桡骨 radius
6. 桡骨粗隆 radial tuberosity

7. 桡骨环状韧带 annular ligament of radius
8. 桡骨小头 capitulum of humerus
9. 肱骨 humerus
10. 关节腔 articular cavity
11. 鹰嘴 olecranon

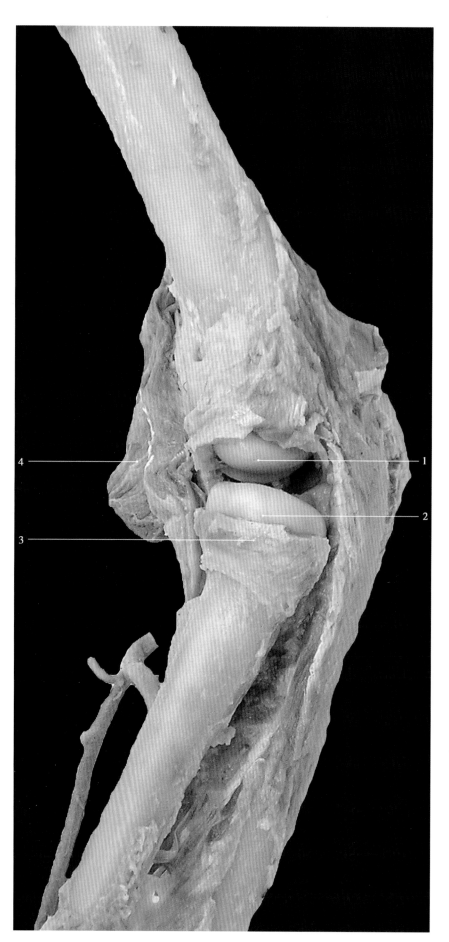

◀ 图 1-77　桡骨环状韧带侧面观
Fig. 1-77　Lateral aspect of annular ligament of radius

1. 肱骨小头 capitulum of humerus
2. 桡骨头 head of radius
3. 桡骨环状韧带 annular ligament of radius
4. 肘关节囊前臂 anterior wall of capsula articularis

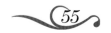

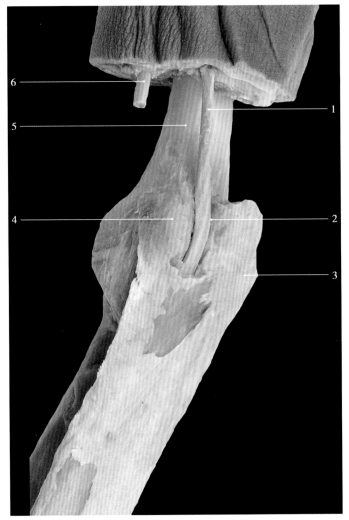

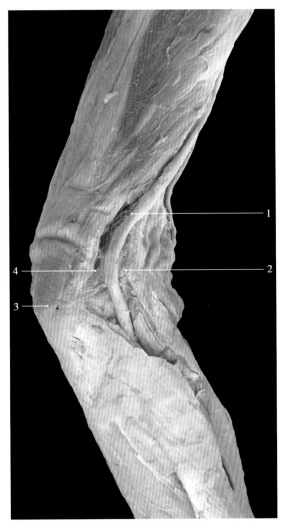

▲ 图 1-78　尺神经与尺神经沟（一）
Fig. 1-78　Ulnar nerve and ulnar groove (1)

1. 尺神经 ulnar nerve
2. 尺神经沟 sulcus for ulnar nerve
3. 鹰嘴 olecranon
4. 肱骨外上髁 lateral epicondyle of humerus
5. 肱骨 humerus
6. 正中神经 median nerve

▲ 图 1-79　尺神经与尺神经沟（二）
Fig. 1-79　Ulnar nerve and ulnar groove (2)

1. 尺神经 ulnar nerve
2. 内上髁 medial epicondyle
3. 鹰嘴 olecranon
4. 肘管 cubital tunnel

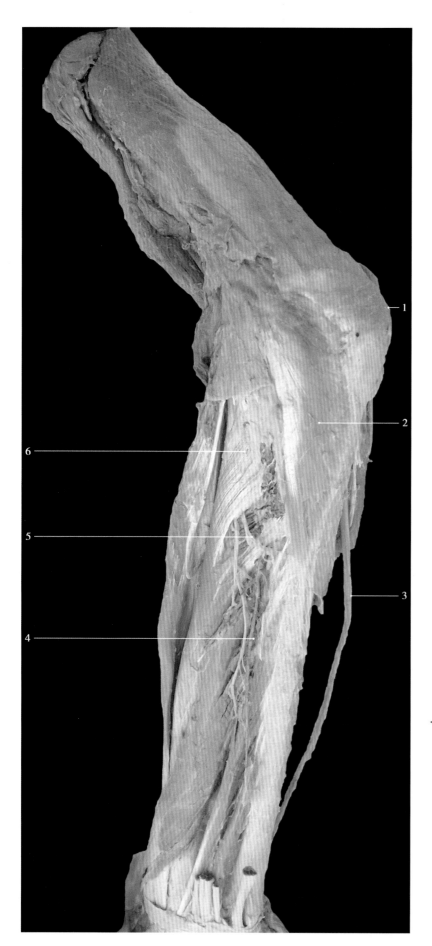

◀ 图 1-80　骨间后神经
Fig. 1-80　Posterior interosseous nerve

1. 鹰嘴 olecranon
2. 肘肌 anconeus
3. 尺神经 ulnar nerve
4. 骨间后动脉 posterior interosseous artery
5. 骨间后神经 posterior interosseous nerve
6. 旋后肌 supinator

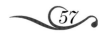

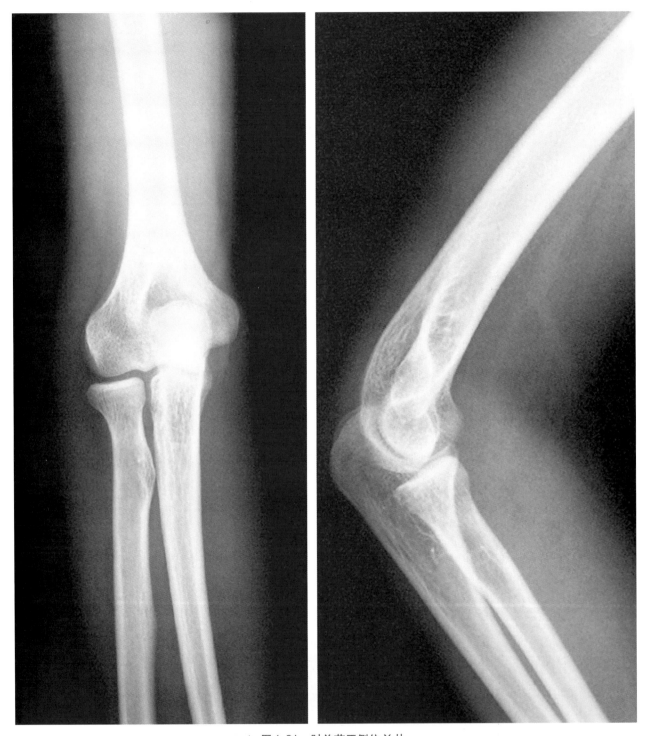

▲ 图 1-81　肘关节正侧位 X 片
Fig. 1-81　X-ray films of elbow joint in anterior and lateral positions

# 第五节 前臂手术应用解剖

前臂桡骨和尺骨的解剖形态明显不同,尺骨全长在皮下,可以简单和直接显露而不会损伤其他组织结构。相反,桡骨近端 2/3 被肌包绕,骨间后神经螺旋形绕过桡骨并紧贴在其骨膜上,任何涉及桡骨上 1/3 的手术都有并发该神经损伤的危险。

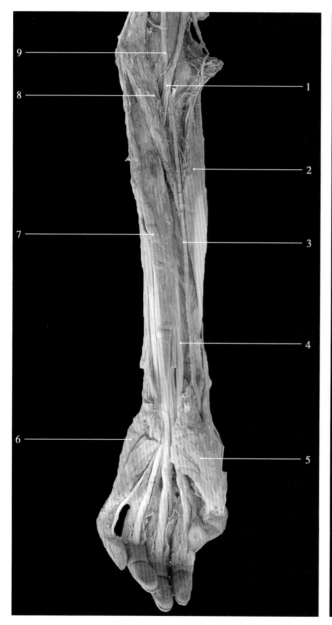

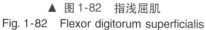

▲ 图 1-82 指浅屈肌
Fig. 1-82 Flexor digitorum superficialis

1. 正中神经 median nerve
2. 肱桡肌 brachioradialis
3. 桡动脉 radial artery
4. 桡侧腕屈肌 flexor carpi radialis
5. 拇短屈肌 flexor pollicis brevis
6. 小指短屈肌 flexor digiti minimi brevis
7. 旋前圆肌 pronator teres
8. 指浅屈肌 flexor digitorum superficialis
9. 肱动脉 brachial artery

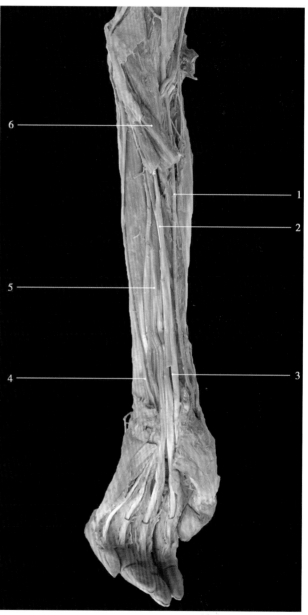

▲ 图 1-83 指深屈肌
Fig. 1-83 Flexor disitorum profundus

1. 桡动脉 radial artery
2. 正中神经 median nerve
3. 拇长屈肌腱 flexor pollicis longus muscle tendon
4. 尺神经 ulnar nerve
5. 指深屈肌 flexor disitorum profundus
6. 旋前圆肌 pronator teres

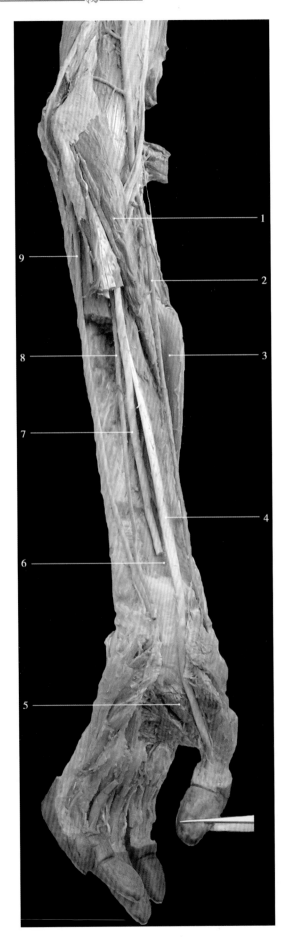

◀ 图 1-84 拇长屈肌
Fig. 1-84 Flexor pollicis longus

1. 旋前圆肌 pronator teres
2. 桡动脉 radial artery
3. 肱桡肌 brachioradialis
4. 拇长屈肌 flexor pollicis longus
5. 拇收肌 adductor pollicis
6. 旋前方肌 pronator quadratus
7. 正中神经 median nerve
8. 尺动脉 ulnar artery
9. 尺神经 ulnar nerve

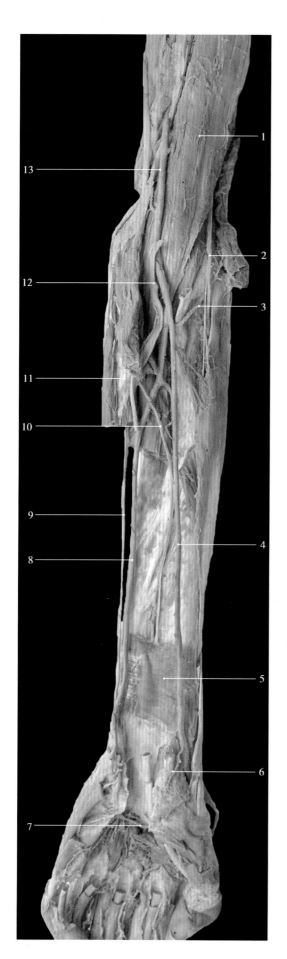

◀ 图 1-85 骨间前神经与旋前方肌
Fig. 1-85 Anterior interosseous nerve and pronator quadratus

1. 肱二头肌 biceps brachii
2. 桡神经浅支 superficial branch of radial nerve
3. 桡侧返动脉 radial recurrent artery
4. 桡动脉 radial artery
5. 旋前方肌 pronator quadratus
6. 掌浅支 superficial palmar branch
7. 掌深弓 deep palmar arch
8. 尺动脉 ulnar artery
9. 尺神经 ulnar nerve
10. 骨间前神经 anterior interosseous nerve
11. 旋前圆肌 pronator teres
12. 正中神经 median nerve
13. 肱动脉 brachial artery

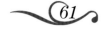

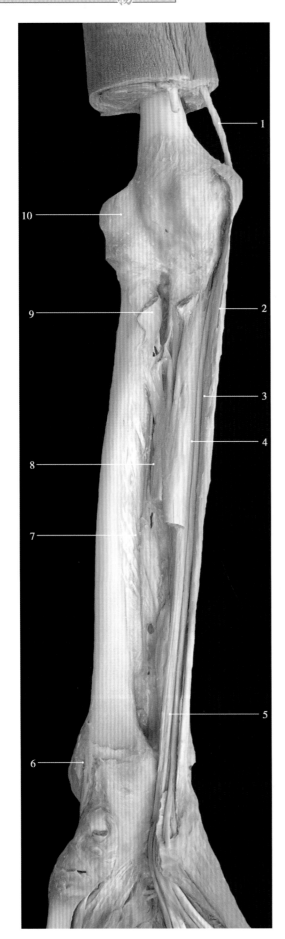

◀ 图 1-86　骨间前动脉（一）
Fig. 1-86　Anterior interosseous artery（1）

1. 尺神经 ulnar nerve
2. 尺侧腕屈肌 flexor carpi ulnaris
3. 尺神经 ulnar nerve
4. 指浅屈肌 flexor digitorum superficialis
5. 指深屈肌腱 tendon flexor disitorum profundus
6. 桡骨茎突 styloid process of radius
7. 前臂骨间膜 interosseous membrane of forearm
8. 骨间前动脉 anterior interosseous artery
9. 肱二头肌腱 biceps tendon
10. 外侧髁 lateral condyle

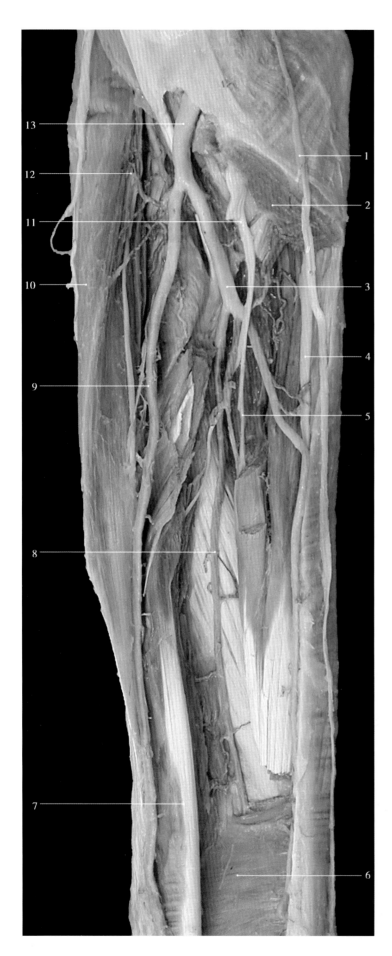

◀ 图1-87　骨间前动脉（二）
Fig. 1-87　Anterior interosseous artery（2）

1. 前臂内侧皮神经 medial antebrachial cutane-
   ous nerve
2. 旋前圆肌 pronator teres
3. 尺动脉 ulnar artery
4. 尺神经 ulnar nerve
5. 骨间前神经 anterior interosseous nerve
6. 旋前方肌 pronator quadratus
7. 拇长屈肌 flexor pollicis longus
8. 骨间前动脉 anterior interosseous artery
9. 桡动脉 radial artery
10. 肱桡肌 brachioradialis
11. 正中神经 median nerve
12. 桡侧返动脉 radial recurrent artery
13. 肱动脉 brachial artery

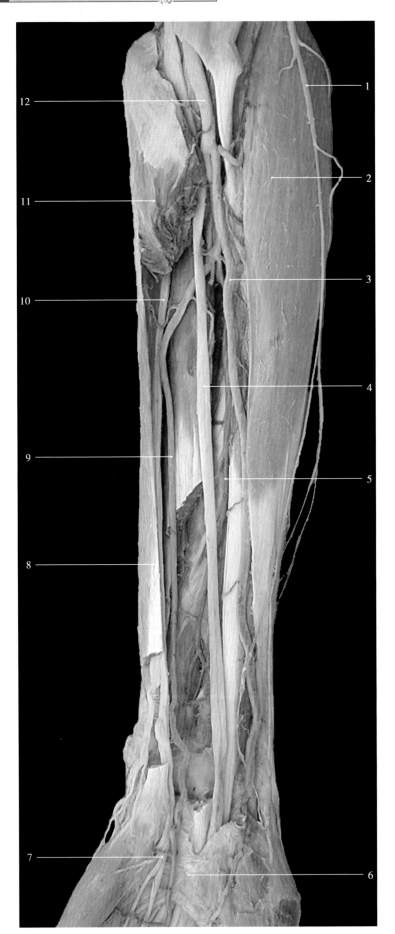

◀ 图 1-88　桡动脉、尺动脉、正中神经
Fig. 1-88　Radial artery, ulnar artery and median nerve

1. 前臂外侧皮神经 lateral antebrachial cutaneous nerve
2. 肱桡肌 brachioradialis
3. 桡动脉 radial artery
4. 正中神经 median nerve
5. 骨间前动脉 anterior interosseous artery
6. 屈肌支持带 flexor retinaculum
7. 尺神经浅支 superficial branch of ulnar nerve
8. 尺侧腕屈肌 flexor carpi ulnaris
9. 尺动脉 ulnar artery
10. 尺神经 ulnar nerve
11. 旋前圆肌 pronator teres
12. 肱动脉 brachial artery

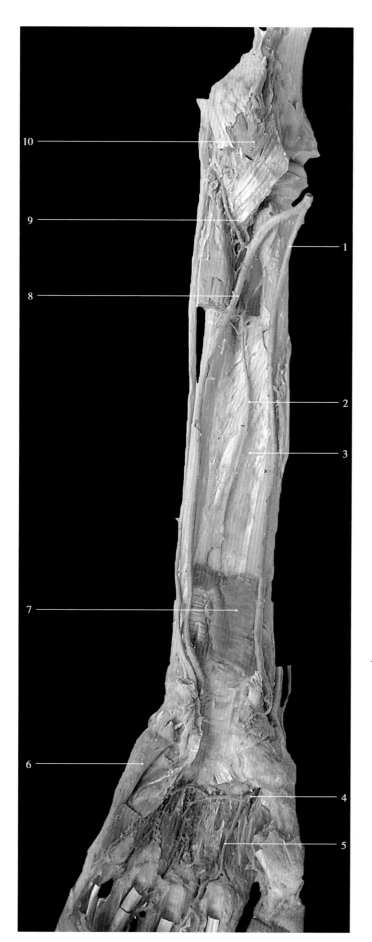

◀ 图 1-89 前臂骨间膜前面观
Fig. 1-89 Anterior aspect of the interosseous membrane of forearm

1. 桡动脉 radial artery
2. 骨间前动脉 anterior interosseous artery
3. 前臂骨间膜 interosseous membrane of forearm
4. 桡动脉掌深支 deep palmar branch of radial artery
5. 指掌侧总动脉 common palmar digital arteries
6. 小指展肌 abductor digiti minimi
7. 旋前方肌 pronator quadratus
8. 尺动脉 ulnar artery
9. 尺侧返动脉 ulnar recurrent artery
10. 肱肌 brachialis

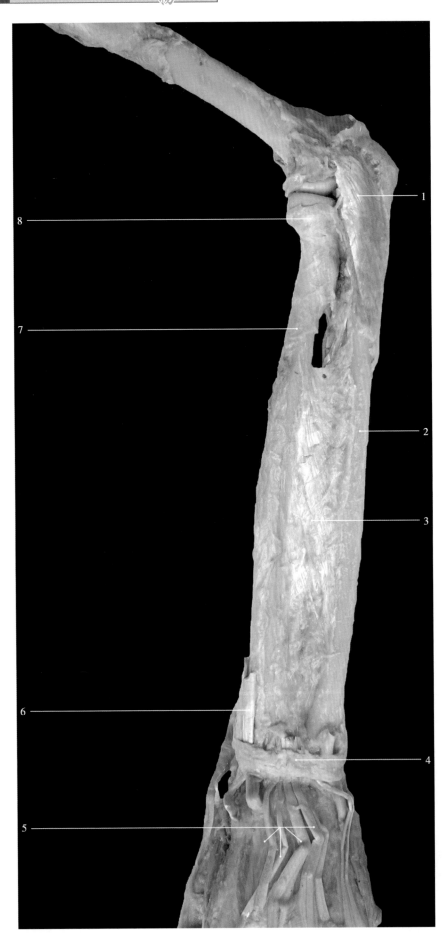

◀ 图 1-90 前臂骨间膜后面观
（一）

Fig. 1-90 Posterior aspect of the interosseous membrane of forearm（1）

1. 肘肌 anconeus
2. 尺骨 ulna
3. 前臂骨间膜 interosseous membrane of forearm
4. 腕背侧韧带 ligament carpi dorsale
5. 指伸肌腱 extensor tendon
6. 桡侧腕短伸肌 extensor carpi radialis brevis
7. 桡骨 radius
8. 桡骨环状韧带 annular ligament of radius

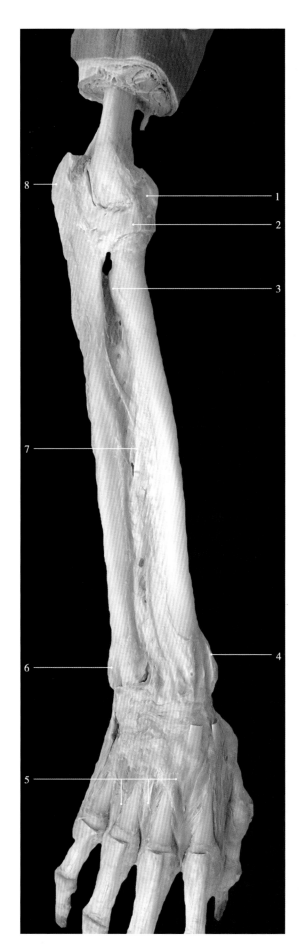

◀ 图 1-91　前臂骨间膜后面观（二）

Fig. 1-91　Posterior aspect of the interosseous membrane of forearm（2）

1. 肱骨外侧髁 lateral condyle of humerus
2. 肱桡关节 humeroradial joint
3. 桡骨粗隆 radial tuberosity
4. 桡骨茎突 styloid process of radius
5. 骨间背侧肌 dorsal interossei
6. 尺骨茎突 styloid process of ulna
7. 前臂骨间膜 interosseous membrane of forearm
8. 尺骨鹰嘴 olecranon

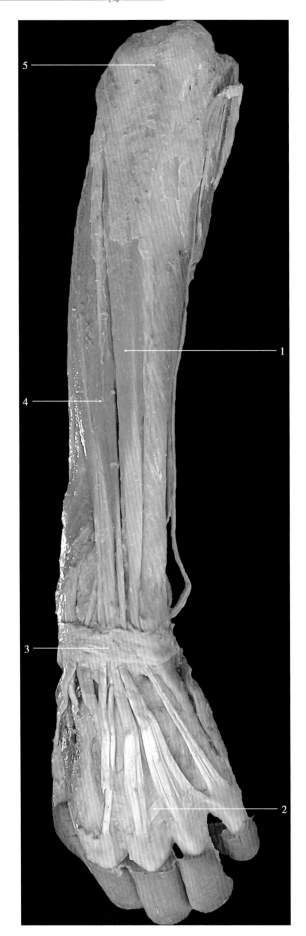

◀ 图 1-92　指伸肌
Fig. 1-92　Extensor digitorum

1. 尺侧腕伸肌 extensor carpi ulnaris
2. 指背腱联合 conexus intertendineus
3. 腕背侧韧带 ligament carpi dorsale
4. 指伸肌 extensor digitorum
5. 鹰嘴 olecranon

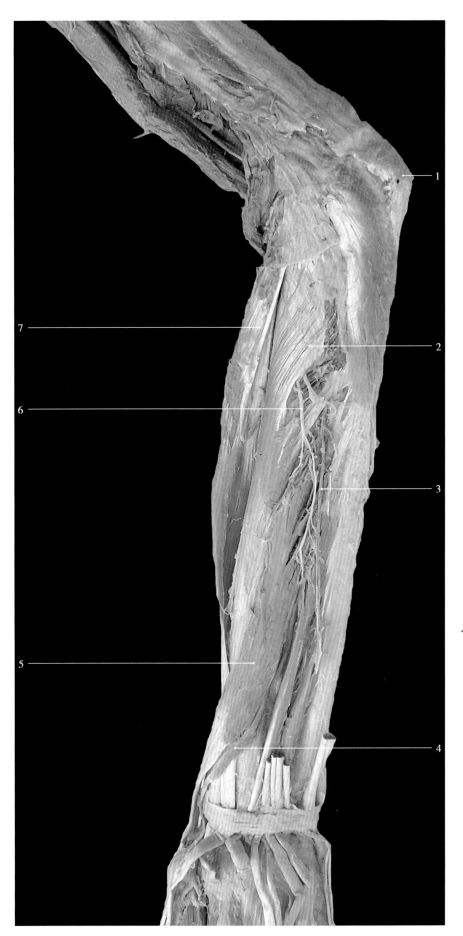

◀ 图 1-93　骨间后神经与旋后肌

Fig. 1-93　Posterior interosseous nerve and supinator

1. 鹰嘴 olecranon
2. 旋后肌 supinator
3. 骨间后动脉 posterior interosseous artery
4. 拇短伸肌 extensor pollicis brevis
5. 拇长屈肌 flexor pollicis longus
6. 骨间后神经 posterior interosseous nerve
7. 桡侧腕伸肌 extensor carpi radialis muscle

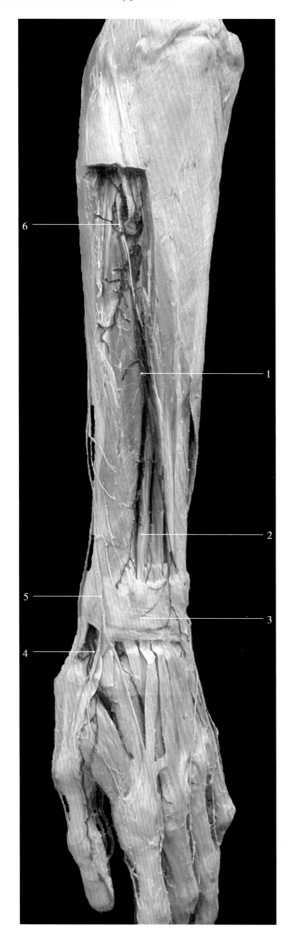

◀ 图1-94 骨间后动脉、骨间后神经
Fig. 1-94 Posterior interosseous artery and posterior interosseous nerve

1. 骨间后动脉 posterior interosseous artery
2. 指伸肌 extensor digitorum
3. 腕背侧韧带 ligament carpi dorsale
4. 桡动脉掌深支 deep palmar branch of radial artery
5. 桡神经浅支 superficial branch of radial nerve
6. 骨间后神经 posterior interosseous nerve

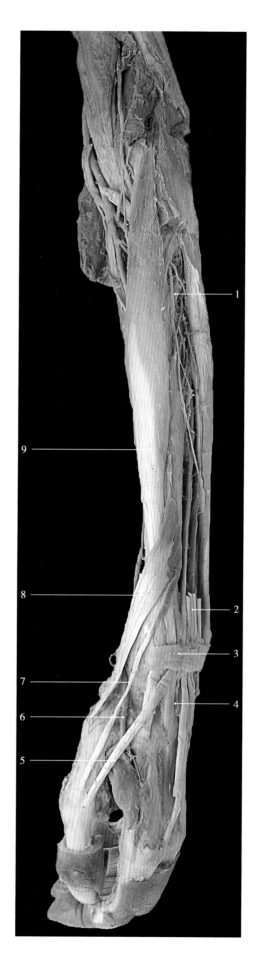

◀ 图1-95　拇长展肌

Fig. 1-95　Abductor pollicis longus

1. 骨间后神经 posterior interosseous nerve
2. 指伸肌腱 extensor tendon
3. 腕背侧韧带 ligament carpi dorsale
4. 桡侧腕短伸肌 extensor carpi radialis brevis
5. 拇长伸肌腱 extensor pollicis longus muscle tendon
6. 桡动脉 radial artery
7. 拇短伸肌腱 extensor pollicis brevis muscle tendon
8. 拇长展肌腱 abductor pollicis longus muscle tendon
9. 桡侧腕长伸肌 extensor carpi radialis longus

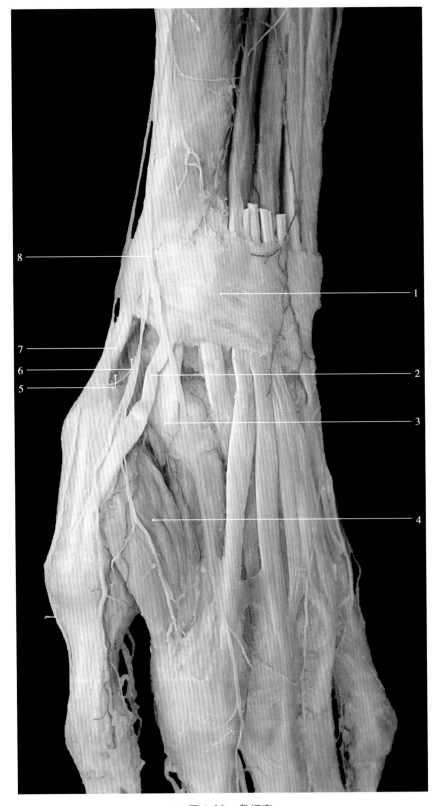

▲ 图 1-96　鼻烟窝
Fig. 1-96　Anatomical snuff-box

1. 伸肌支持带 extensor retinaculum
2. 拇长伸肌 extensor pollicis longus
3. 桡侧腕长伸肌 extensor carpi radialis longus
4. 第 1 骨间掌侧肌 the 1st palmar interossei
5. 鼻烟壶 nasopharynged fossa
6. 桡动脉 radial artery
7. 拇短伸肌 extensor pollicis brevis
8. 桡神经浅支 superficial branch of radial nerve

# 第六节 腕关节及手部手术应用解剖

腕关节及手部损伤发生率较高,手术类型多。因此,腕关节及手部有众多的手术方式和入路,常见的有:腕关节背侧入路、腕关节掌侧入路、腕部尺神经掌侧入路、指屈肌腱掌侧入路、指屈肌腱鞘侧正中入路、舟骨掌侧入路、舟骨背外侧入路、手部脓肿的引流入路等。

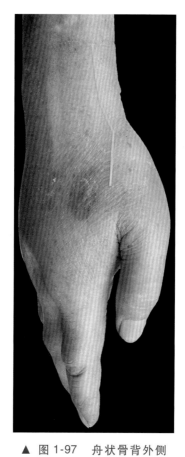

▲ 图 1-97 舟状骨背外侧手术入路切口(一)

Fig. 1-97 Surgical incision of the dorsal lateral approach to the scaphoid(1)

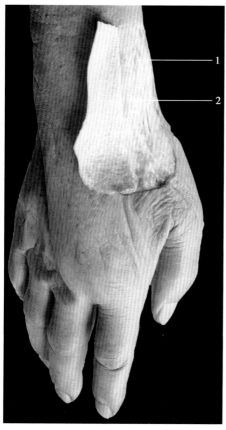

▲ 图 1-98 舟状骨背外侧手术入路切口(二)

Fig. 1-98 Surgical incision of the dorsal lateral approach to the scaphoid (2)

1. 头静脉 cephalic vein
2. 浅筋膜 superficial fascia

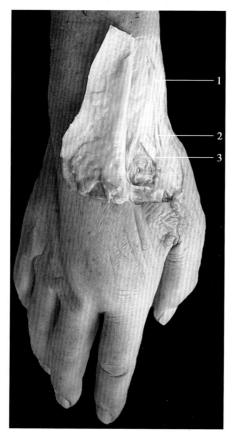

▲ 图 1-99 舟状骨背外侧手术入路切口(三)

Fig. 1-99 Surgical incision of the dorsal lateral approach to the scaphoid (3)

1. 头静脉 cephalic vein
2. 桡神经手背支 hand dorsal branch of radial nerve
3. 拇长展肌 abductor pollicis longus

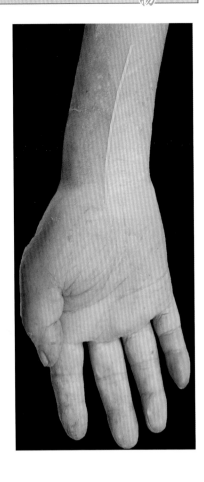

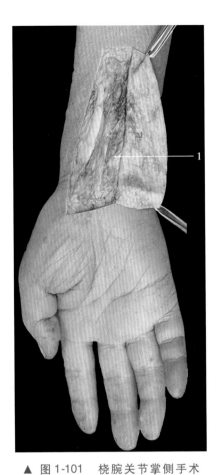

◀ 图 1-100　桡腕关节
掌侧手术入路切口
（一）
Fig. 1-100　Surgical
incision of the volar
approach to the ra-
diocarpal joint（1）

▲ 图 1-101　桡腕关节掌侧手术
入路切口（二）
Fig. 1-101　Surgical incision of the
volar approach to the radiocarpal
joint（2）

1. 浅筋膜 superficial fascia

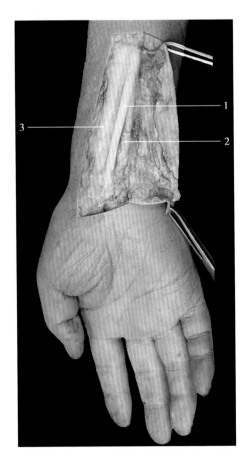

◀ 图 1-102　桡腕关节掌侧手术入路切口（三）
Fig. 1-102　Surgical incision of the volar approach to the ra-
diocarpal joint（3）

1. 掌长肌 palmaris longus
2. 正中神经 median nerve
3. 桡侧腕屈肌 flexor carpi radialis

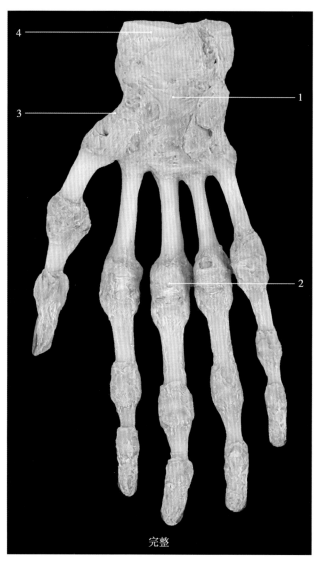

完整

▲ 图 1-103 桡腕关节前面观

Fig. 1-103 Anterior aspect of the radiocarpal joint

1. 腕管 carpal canal
2. 掌指关节囊 articular capsule of metacarpophalange-
   al joints
3. 拇指腕掌关节囊 articular capsule of carpometacar-
   pal joint of thumb
4. 桡骨 radius

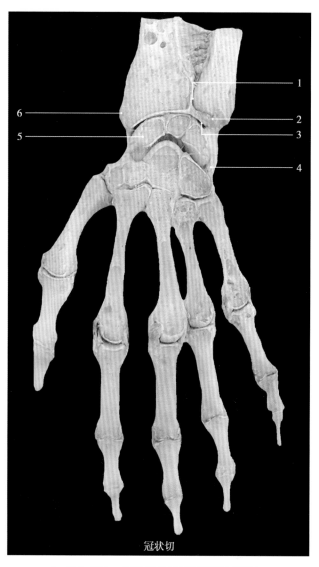

冠状切

▲ 图 1-104 桡腕关节（关节囊冠状切开）

Fig. 1-104 Coronal section of the radiocarpal joint

1. 桡尺远侧关节 distal radioulnar joint
2. 关节盘 articular disc
3. 关节腔 articular cavity
4. 腕尺侧副韧带 ulnar carpal collateral ligament
5. 手舟骨 scaphoid bone
6. 桡骨茎突 styloid process of radius

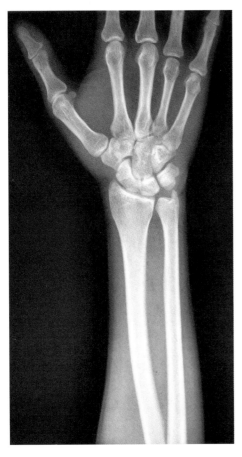
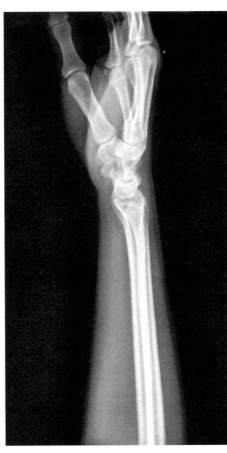

◀ 图 1-105　桡腕关节
正、侧位 X 片
Fig. 1-105　X-ray films
of the radiocarpal joint
in anterior and lateral
position

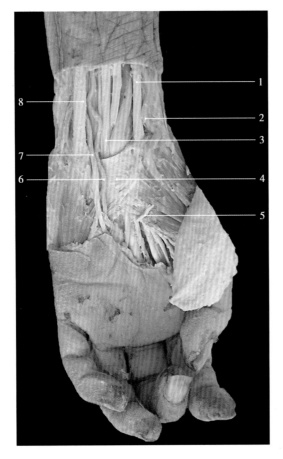

◀ 图 1-106　屈肌支持带
Fig. 1-106　Flexor retinaculum

1. 桡侧腕屈肌腱 flexor carpi radialis muscle
tendon
2. 桡动脉 radial artery
3. 正中神经 median nerve
4. 屈肌支持带 flexor retinaculum
5. 正中神经返支 recurrent branch of median
nerve
6. 尺动脉 ulnar artery
7. 尺神经 ulnar nerve
8. 尺侧腕屈肌腱 flexor carpi ulnaris muscle
tendon

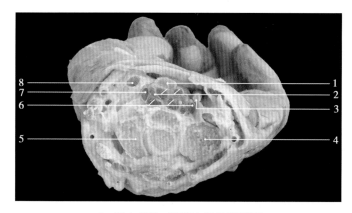

▲ 图1-107 腕管内结构横断面
Fig. 1-107 Cross section of the structures in the carpal canal

1. 正中神经 median nerve
2. 指浅屈肌腱 flexor digitorum superficialis muscle
3. 尺神经 ulnar nerve
4. 三角骨 triquetral bone
5. 大多角骨 trapezium bone
6. 指深屈肌腱 flexor digitorum profundus muscle tendon
7. 拇长屈肌腱 flexor pollicis longus muscle tendon
8. 桡侧腕屈肌腱 flexor carpi radialis muscle tendon

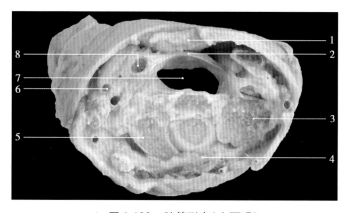

▲ 图1-108 腕管形态(上面观)
Fig. 1-108 Morphology of the carpal canal ( superior aspect )

1. 掌长肌腱 palmaris longus
2. 屈肌支持带 flexor retinaculum
3. 三角骨 triquetral bone
4. 伸肌支持带 extensor retinaculum
5. 大多角骨 trapezium bone
6. 桡动脉 radial artery
7. 腕管 carpal canal
8. 桡侧腕屈肌腱 flexor carpi radialis muscle tendon

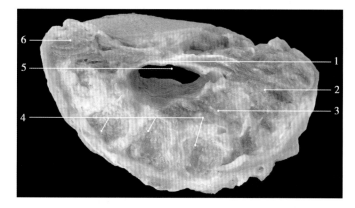

▲ 图1-109 腕管形态(下面观)
Fig. 1-109 Morphology of the carpal canal ( inferior aspect )

1. 屈肌支持带 flexor retinaculum
2. 鱼际 thenar
3. 拇收肌 adductor pollicis
4. 掌骨 metacarpal bones
5. 腕管 carpal canal
6. 小鱼际 hypothenar

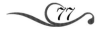

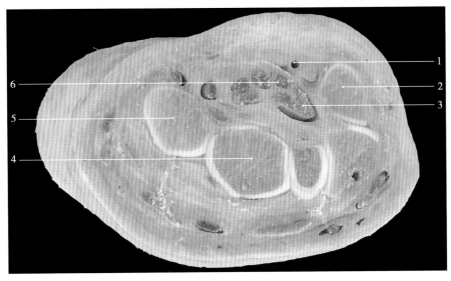

▲ 图1-110 腕管横断面（一）
Fig. 1-110  Cross section of the carpal canal（1）

1. 桡动脉 radial artery
2. 钩骨 hamate bone
3. 指深屈肌 flexor disitorum profundus
4. 头状骨 capitate bone
5. 大多角骨 trapezium bone
6. 指浅屈肌 flexor digitorum superficialis

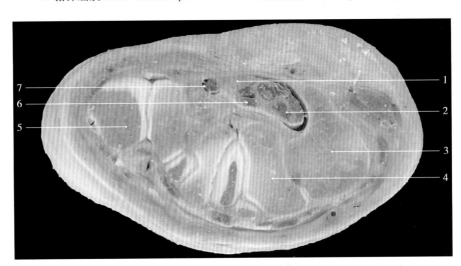

▲ 图1-111 腕管横断面（二）
Fig. 1-111  Cross section of the carpal canal（2）

1. 正中神经 median nerve
2. 指浅屈肌腱 flexor digitorum superficialis muscle tendon
3. 钩骨 hamate bone
4. 头状骨 capitate bone
5. 手舟骨 scaphoid bone
6. 指深屈肌腱 flexor disitorum profundus muscle tendon
7. 拇长屈肌腱 flexor pollicis longus muscle tendon

## 腕管综合征的应用解剖学要点

腕管综合征是指任何原因引起腕管内的正中神经因受到挤压，而致使手掌外侧3个半手指感觉异常，神经性疼痛，严重时出现手指特别是拇指运动功能障碍，鱼际萎缩等症状。

**应用解剖要点：**

腕管由屈肌支持带和腕骨沟共同围成，通过腕管内的结构指浅屈肌腱、正中神经、指深屈肌腱、拇长屈肌腱以及包裹拇长屈肌腱的桡侧囊和包裹屈肌腱的尺侧囊。腕管是一个相对狭窄的坚韧的骨纤维隧道，缺乏伸展性和对压力的缓冲作用，容易使正中神经受压是产生腕管综合征的解剖原因。

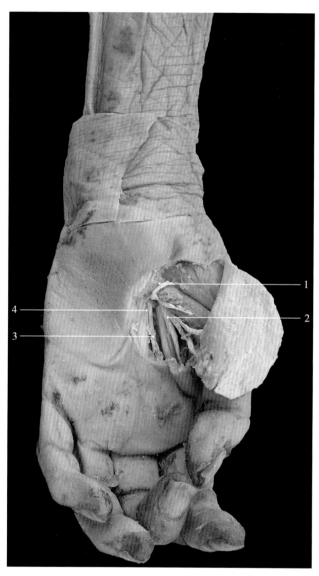

▲ 图 1-112　正中神经返支

Fig. 1-112　Recurrent branch of median nerve

1. 正中神经返支 recurrent branch of median nerve
2. 正中神经掌支 palmar branch of median nerve
3. 指掌侧总动脉 common palmar digital arteries
4. 指掌侧总神经 common palmar digital nerves

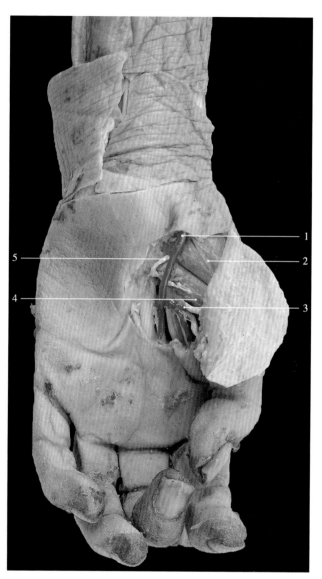

▲ 图 1-113　桡动脉掌浅支与正中神经返支

Fig. 1-113　Superficial palmar branch of the radial artery and recurrent branch of median nerve

1. 桡动脉掌浅支 superficial palmar branch of radial artery
2. 拇短展肌 abductor pollicis brevis
3. 指掌侧总神经 common palmar digital nerve
4. 拇短屈肌 flexor pollicis brevis
5. 正中神经返支 recurrent branch of median nerve

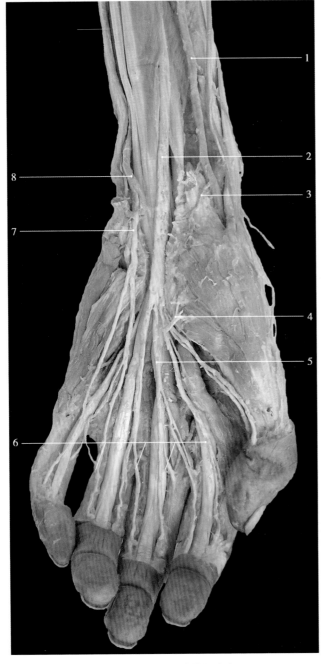

▲ 图 1-114　手的神经分布

Fig. 1-114　Nerve innervations of the hand

1. 桡动脉 radial artery
2. 正中神经 median nerve
3. 掌浅支 superficial palmar branch
4. 正中神经返支 recurrent branch of median nerve
5. 指掌侧总神经 common palmar digital nerve
6. 指掌侧固有神经 proper palmar digital nerves
7. 尺神经 ulnar nerve
8. 尺动脉 ulnar artery

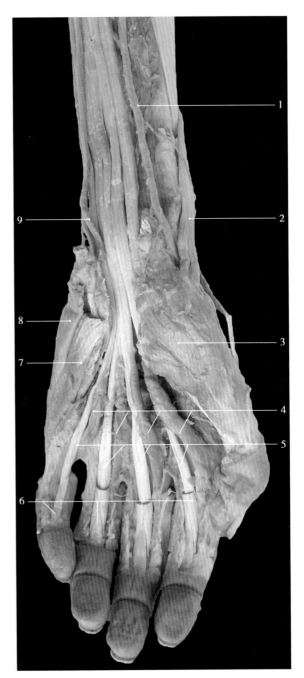

▲ 图 1-115　蚓状肌

Fig. 1-115　Lumbricales

1. 桡动脉 radial artery
2. 桡侧腕屈肌 flexor carpi radialis
3. 拇短屈肌 flexor pollicis brevis
4. 蚓状肌 lumbricales
5. 指深屈肌腱 flexor disitorum profundus muscle tendon
6. 指浅屈肌腱 flexor digitorum superficialis muscle tendon
7. 小指屈肌 flexor digiti minimi
8. 小指展肌 abductor digiti minimi
9. 尺动脉 ulnar artery

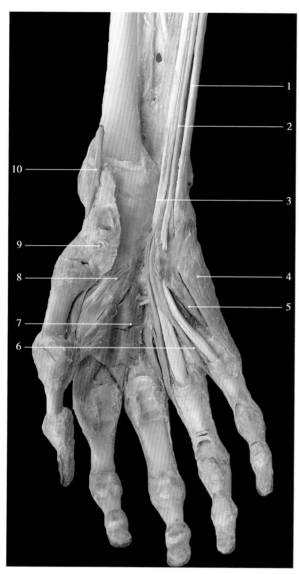

▲ 图 1-116 拇收肌和蚓状肌

Fig. 1-116　Adductor pollicis and lumbricales

1. 尺侧腕屈肌 flexor carpi ulnaris
2. 尺神经 ulnar nerve
3. 指深屈肌腱 flexor digitorum profundus muscle tendon
4. 小指屈肌 flexor digiti minimi
5. 小指对掌肌 opponens digiti minimi
6. 第 3、4 蚓状肌 the third and the fourth lumbricales
7. 拇收肌横头 transverse head of adductor pollicis
8. 拇收肌斜头 oblique head of adductor pollicis
9. 拇掌指关节 carpometacarpal joint of thumb
10. 桡动脉 radial artery

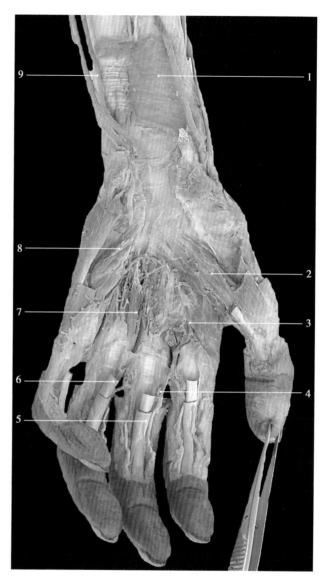

▲ 图 1-117 拇收肌

Fig. 1-117　Adductor pollicis

1. 旋前方肌 pronator quadratus
2. 拇收肌 adductor pollicis
3. 指掌侧总动脉 common palmar digital arteries
4. 指掌侧固有动脉 proper palmar digital arteries
5. 指浅屈肌腱 flexor digitorum superficialis muscle tendon
6. 指深屈肌腱 flexor digitorum profundus muscle tendon
7. 骨间掌侧肌 palmar interossei
8. 小指对掌肌 opponens digiti minimi
9. 尺动脉 ulnar artery

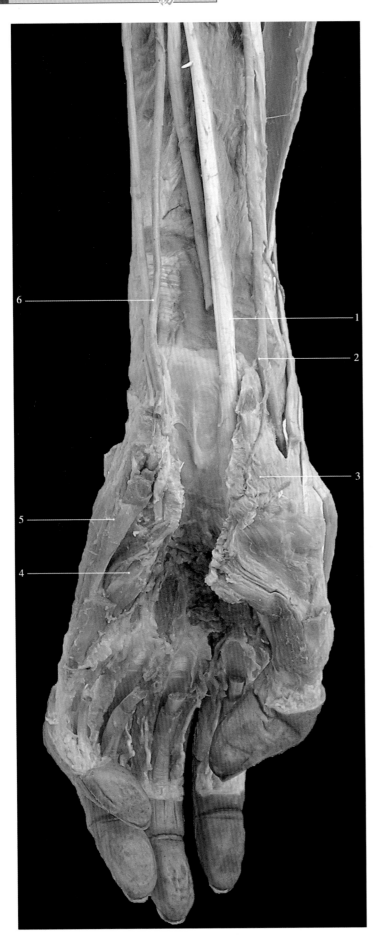

◀ 图 1-118　拇短屈肌、小指展肌
Fig. 1-118　Flexor pollicis brevis and abductor digiti minimi

1. 拇长屈肌腱 flexor pollicis longus
2. 桡动脉 radial artery
3. 拇短屈肌 flexor pollicis brevis
4. 小指对掌肌 opponens digiti minimi
5. 小指展肌 abductor digiti minimi
6. 尺动脉 ulnar artery

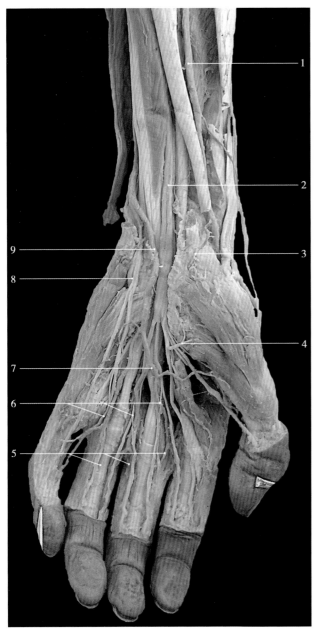

▲ 图 1-119　掌浅弓

Fig. 1-119　Superficial palmar arch

1. 桡动脉 radial artery
2. 正中神经 median nerve
3. 掌浅支 superficial palmar branch
4. 正中神经返支 recurrent branch of median nerve
5. 指掌侧固有动脉 proper palmar digital arteries
6. 指掌侧总动脉 common palmar digital arteries
7. 掌浅弓 superficial palmar arch
8. 尺神经 ulnar nerve
9. 尺动脉 ulnar artery

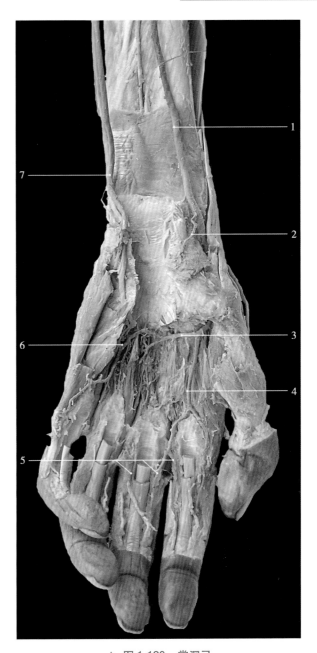

▲ 图 1-120　掌深弓

Fig. 1-120　Deep palmar arch

1. 桡动脉 radial artery
2. 掌浅支 superficial palmar artery
3. 掌深弓 deep palmar arch
4. 指掌侧总动脉 common palmar digital arteries
5. 指掌侧固有动脉 proper palmar digital arteries
6. 掌深支 deep palmar branch
7. 尺神经 ulnar nerve

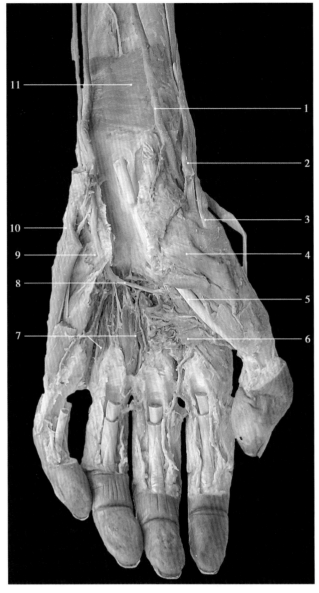

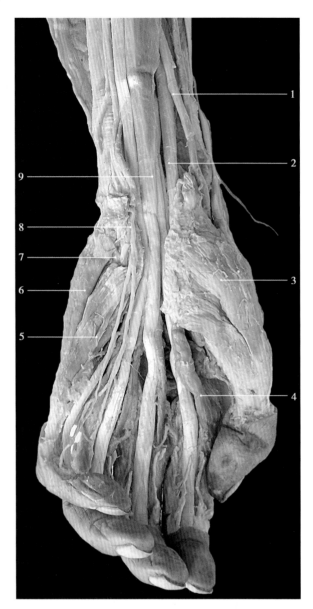

▲ 图 1-121　尺神经深支与小指对掌肌
Fig. 1-121　Deep branch of ulnar nerve and opponens digiti minimi

1. 桡动脉 radial artery
2. 拇长屈肌腱 flexor pollicis longus muscle tendon
3. 拇短伸肌腱 extensor pollicis brevis muscle tendon
4. 拇长展肌腱 abductor pollicis longus muscle tendon
5. 拇长屈肌腱 flexorr pollicis longus muscle tendon
6. 拇对掌肌横头 transverse head of opponens pollicis
7. 骨间掌侧肌 palmar interossei
8. 尺神经深支 deep branch of ulnar nerve
9. 小指对掌肌 oppoens digiti minimi
10. 小指展肌 abductor digiti minimi
11. 旋前方肌 pronator quadratus

▲ 图 1-122　尺神经深支与钩骨
Fig. 1-122　Deep branch of ulnar nerve and hamate bone

1. 桡动脉 radial artery
2. 拇长屈肌腱 fpollicis longus muscle tendon
3. 拇短屈肌 flexor pollicis brevis
4. 蚓状肌 lumbricales
5. 小指短屈肌 flexor digiti minimi brevis
6. 小指展肌 abductor digiti minimi muscle
7. 钩骨 hamate bone
8. 尺神经深支 deep branch of ulnar nerve
9. 指浅屈肌腱 flexor digitorum superficialis

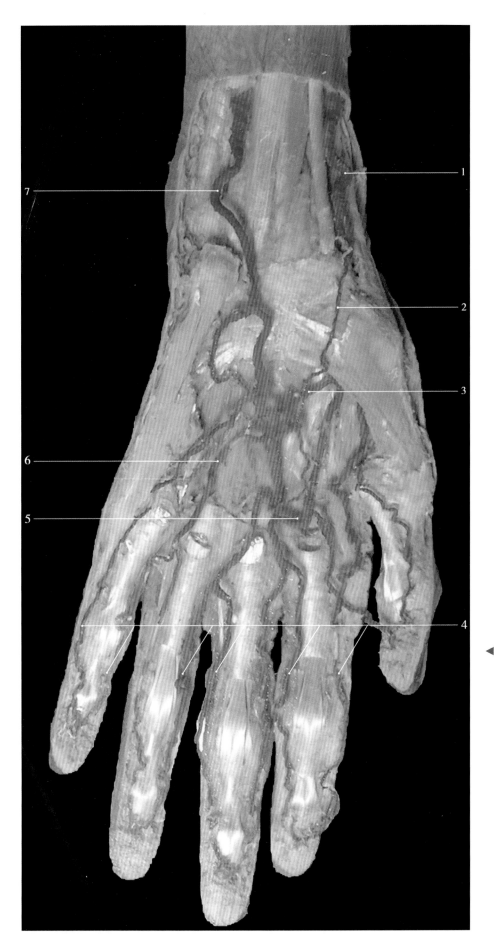

 图 1-123 掌浅弓、掌深弓
Fig. 1-123 Superficial and deep palmar arches

1. 桡动脉 radial artery
2. 掌浅支 superficial palmar branch
3. 掌深弓 deep palmar arch
4. 指掌侧固有动脉 proper palmar digital arteries
5. 掌浅弓 superficial palmar arch
6. 指掌侧总动脉 common palmar digital arteries
7. 尺动脉 ulnar artery

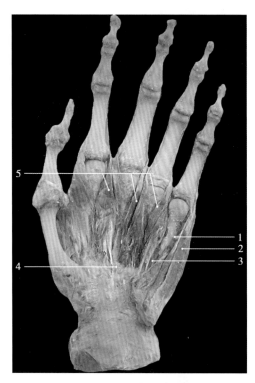

▲ 图 1-124　骨间掌侧肌
Fig. 1-124　Palmar interossei

1. 小指短屈肌 flexor digiti minimi brevis
2. 小指展肌 abductor digiti minimi
3. 小指对掌肌 opponens digiti minim
4. 腕管 carpal canal
5. 骨间掌侧肌 palmar interossei

▲ 图 1-125　骨间背侧肌（一）
Fig. 1-125　Dorsal interossei（1）

1. 桡骨 radius
2. 骨间背侧肌 dorsal interossei
3. 指伸肌腱 extensor tendon
4. 尺骨茎突 styloid process of ulna

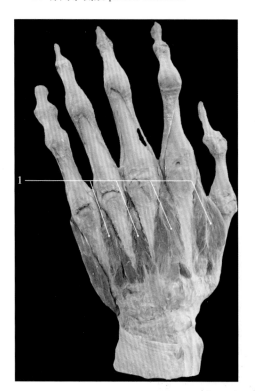

◀ 图 1-126　骨间背侧肌（二）
Fig. 1-126　Dorsal interossei（2）

1. 骨间背侧肌 dorsal interossei

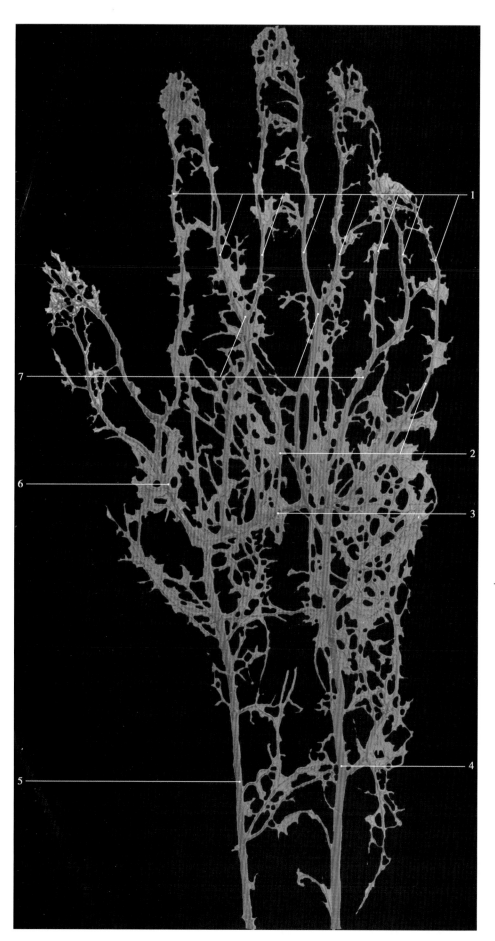

◀ 图 1-127 手的动脉铸型
Fig. 1-127 Cast of the arteries supplying hand

1. 指掌侧固有动脉 proper palmar digital arteries
2. 掌浅弓 superficial palmar arch
3. 掌深弓 deep palmar arch
4. 尺动脉 ulnar artery
5. 桡动脉 radial artery
6. 拇主要动脉 principal artery of thumb
7. 指掌侧总动脉 common palmar digital arteries

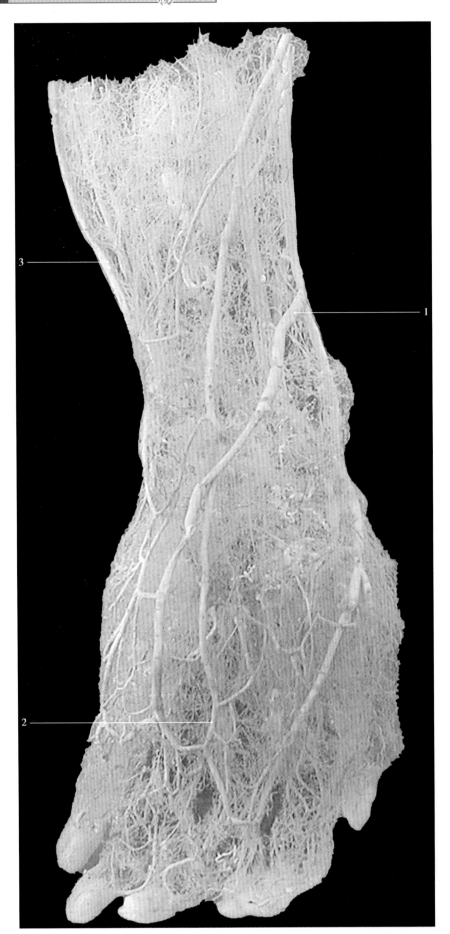

3

1

2

◀ 图 1-128　手静脉铸型（后面观）

Fig. 1-128　Cast of the veins of hand（posterior aspect）

1. 头静脉 cephalic vein
2. 手背静脉网 dorsal venous rete of hand
3. 贵要静脉 basilic vein

## 第七节 上肢常用皮瓣、肌(皮)瓣、骨瓣及神经瓣应用解剖

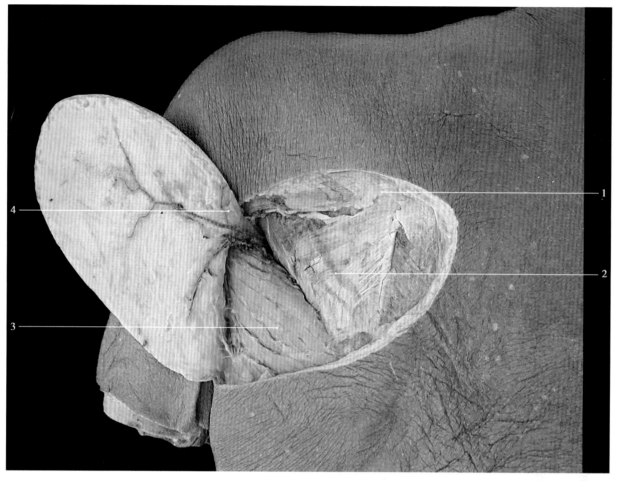

▲ 图 1-129 肩胛皮瓣
Fig. 1-129 Scapular skin flap

1. 肩胛冈 spine of scapula
2. 小圆肌 teres minor
3. 大圆肌 teres major
4. 旋肩胛动脉皮支 cutaneous branch of circumflex scapular artery

### 肩胛皮瓣的应用解剖学要点

肩胛区皮瓣的特点是部位隐蔽、血管蒂的解剖位置恒定,血管口径较粗,可以带肩胛骨作成骨瓣的复合移植体。肩胛皮瓣是以旋肩胛动脉(旋肩胛动脉主干、或其升支、横支和降支)为蒂的转移或游离皮瓣。

**应用解剖要点:**

肩胛部皮瓣是以肩胛下动脉-旋肩胛动脉-经三边间隙为轴心的。其旋肩胛动脉在三边间隙内沿小圆肌下缘浅出,在肩胛骨外缘分为深支(肌支)和浅支(皮支)。皮瓣的上界以不超出肩胛冈,内界应在肩胛骨脊柱缘的内侧,下界不超过肩胛骨下角,外界以腋后线为界。带肩胛骨块的移植体可用来治疗肱骨上、中段骨不连及骨缺损,带蒂的转移皮瓣可用于腋窝瘢痕挛缩的修复,上臂上中段组织缺损的覆盖。

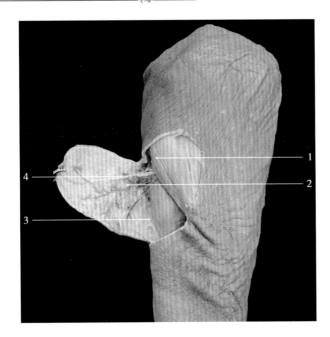

◀ 图 1-130　三角肌皮瓣
Fig. 1-130　Skin flap of the deltoid

1. 三角肌 deltoid
2. 旋肩胛动脉 circumflex scapular artery
3. 肱三头肌长头 long head of triceps brachii
4. 臂外侧皮神经 lateral brachial cutaneous nerve

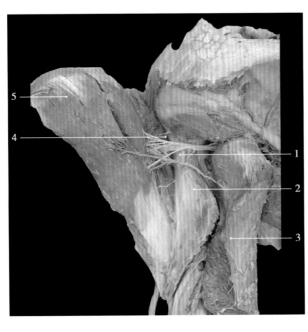

◀ 图 1-131　三角肌(皮)瓣
Fig. 1-131　Deltoid (skin) flap

1. 旋肱后动脉三角肌支 deltoid branches of posterior humeral circumflex artery
2. 肱三头肌外侧头 lateral head of triceps brachii
3. 肱三头肌长头 long head of triceps brachii
4. 腋神经三角肌支 deltoid branches of axillary nerve
5. 三角肌 deltoid

## 三角肌皮瓣的应用解剖学要点

三角肌皮瓣的范围是指三角肌外下方至肱三头肌外侧之间,上界可达大圆肌下缘,下界至在三角肌止点之间的区域。该区皮肤韧性较强,富有弹性,皮下组织较薄,供区隐蔽,是肩部或腋区创伤后转移瓣理想的供区之一。

**应用解剖要点:**

供区的外侧切口应在臂外侧肩峰下 5~7cm,作纵行切开,长约 10cm,在纵向切口的上下端向内侧的水平切口至肱三头肌外侧缘,显露三角肌和肱三头肌之间的肌间沟,在该沟的中份解剖分离自深至浅的旋肩胛动脉皮支,伴行的静脉和臂外侧皮神经。可向深分离至三边孔以增加三角肌皮瓣血管神经蒂的长度。三角肌皮瓣是旋肩胛动脉静脉,臂外侧皮神经蒂的组织瓣,其特点是血管恒定,有静脉和感觉神经分布。

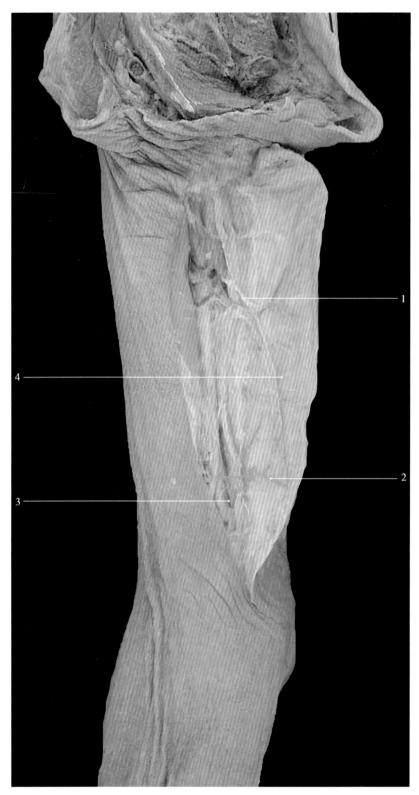

## 臂内侧皮瓣的应用解剖学要点

臂内侧皮瓣是指上臂内侧区域,该区皮肤纹理细,皮肤薄、皮下组织较少,质地柔软,富有弹性,位置隐蔽,是修复颌面部,颈部缺损较为理想的供区之一。也是带蒂转移到腋窝或肘部的首选供区。

**应用解剖要点:**

臂内侧皮瓣区的皮动脉分别来自:①尺侧上副动脉(45.3%);②肱动脉皮支(25%);③肱深动脉(8.7%);腋动脉皮支(5.4%);尺侧下副动脉、浅肱动脉和肱三头肌肌支各自的出现率均为4%,还有来自于肩胛下动脉皮支(1.4%);肱二头肌肌支和旋肱后动脉等占(2.1%)。臂内侧皮瓣的血供是多源性,但吻合血管的臂内侧皮瓣的移植术常切取尺侧上副动脉为蒂。尺侧上副动脉88%来自于肱动脉的中下段,起点处外径为1.7mm,蒂长8~10cm,与尺神经伴行。尺侧上副静脉为两条,外径为1.9mm,是肱静脉的属支。臂内侧皮瓣的范围,上界到腋窝有毛区的下方,下界达内外上髁连线,前后界可达臂的中正线,最大的供区皮瓣面接可达8cm×20cm。

▲ 图 1-132 臂内侧皮瓣
Fig. 1-132 Medial brachial skin flap

1. 臂内侧皮神经 medial brachial cutaneous nerve
2. 尺侧上副动脉皮支 cutaneous branch of superior ulnar collateral artery
3. 肱动脉 brachial artery
4. 肱动脉皮支 cutaneous branch of brachial artery

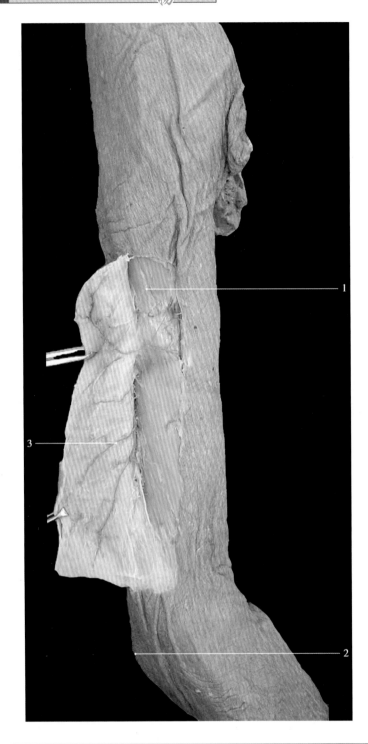

◀ 图 1-133　臂后皮瓣
Fig. 1-133　Posterior brachial skin flap

1. 肱三头肌外侧头 lateral head of triceps brachii
2. 鹰嘴 olecranon
3. 肱深动脉皮支 cutaneous branch of deep branchial artery

## 臂后下部皮瓣的应用解剖学要点

　　臂后下部皮瓣区皮肤较薄、质地柔软,皮下组织少,富有弹性,部位隐蔽,是修复肘部或腋部创伤缺损理想的带蒂的转移瓣之一。

　　**应用解剖要点:**

　　臂后下部皮瓣是以肱深动脉皮支为主要营养动脉,该皮支常为2~3支,发自三角肌止点的下方,沿肱三头肌后缘穿出至皮下。臂后皮肤的皮神经为桡神经的分支,常与肱深动脉皮支伴行。皮瓣的切取上界可在三角肌止点下方,前界沿肱二头肌外侧沟,后界为肱三头肌内侧缘,下界可在肘关节上方。

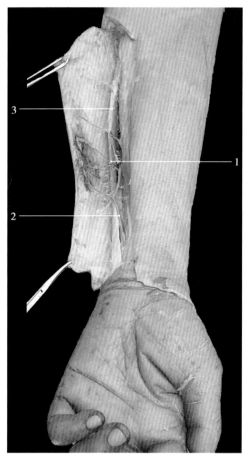

▲ 图 1-134 前臂尺侧皮瓣

Fig. 1-134 Ulnar forearm skin flap

1. 尺动脉皮支 cutaneous branch of ulnar artery
2. 尺动脉 ulnar artery
3. 尺侧腕屈肌 flexor carpi ulnaris

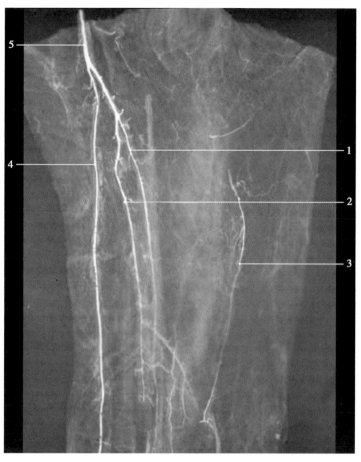

▲ 图 1-135 前臂皮瓣（X 光片）

Fig. 1-135 Forearm skin flap（X-ray film）

1. 尺动脉 ulnar artery
2. 骨间前动脉 anterior interosseous artery
3. 骨间后动脉 posterior interosseous artery
4. 桡动脉 radial artery
5. 肱动脉 brachial artery

## 前臂尺侧皮瓣的应用解剖学要点

前臂尺侧皮肤较桡侧皮肤细软、薄,毛发和皮下组织较少,部位较隐蔽。

**应用解剖要点:**

尺动脉是前臂尺侧皮瓣的主要动脉。尺动脉在桡骨颈下方发自于肱动脉,向内下行于前臂浅、深两层屈肌之间,至尺侧腕屈肌与指深屈肌之间,与尺静脉尺神经伴行至豌豆骨的桡侧。尺动脉依其毗邻可分为掩盖部(上部)和显露部(下部)。行于前臂浅、深屈肌之间的一段为掩盖部。位于尺侧腕屈肌和指深屈肌之间的一段位置较浅,称为显露部。显露部长度约为 10.8cm。掩盖部发出的皮支为 1~3 支,外径为 0.7mm;显露部发出的皮支为 4~6 支,外径为 0.6mm。尺动脉主干向浅层发出诸皮支中,其中腕上皮支的出现率为 100%,解剖位置恒定,起于尺动脉的前内侧,起始处外径约 1.0mm。穿出点的位置在肱骨内上髁平面下方 8.7cm,血管蒂长约 8cm,以腕上皮支为蒂,不牺牲尺动脉主干,单独形成转移或游离皮瓣。

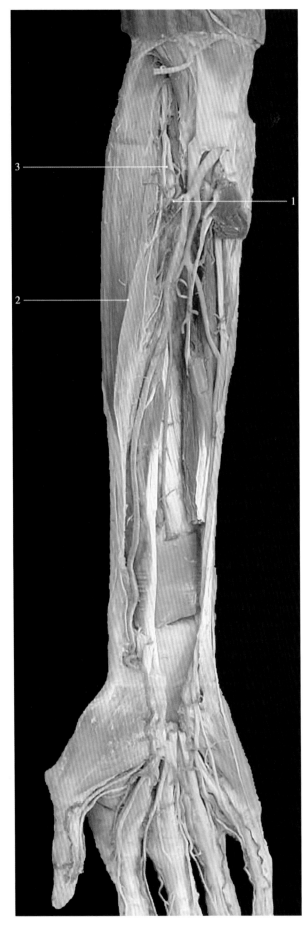

## 肱桡肌肌皮瓣的应用解剖学要点

肱桡肌位于前臂前面的外侧部皮下,为长而扁的梭形肌。肱桡肌位置浅表,主要供血动脉来自于桡侧副动脉和桡侧返动脉。该肌受桡神经支配。肱桡肌作为动力肌转位替代瘫痪的肱二头肌。

**应用解剖要点:**

肱桡肌全长32cm,肌腹长22cm,最宽处2.4cm,厚0.6mm。肌腱长10cm,腱的起点处宽1.2cm。桡侧副动脉起于肱深动脉,行于肱三头肌外侧头深面。在三角肌止点下方分为前、后两支,前支伴桡神经行于肱桡肌和肱肌之间,发支至肱桡肌。后支沿外侧肌间隔至肘部,发支至肱桡肌和桡侧腕长伸肌。桡侧副动脉可游离长度为4.8cm,外径为1.3mm。伴行静脉多为1支,而稍粗于动脉。

◀ 图 1-136　肱桡肌(皮)瓣
Fig. 1-136　Brachioradialis（skin）flap

1. 桡动脉肱桡肌支 branchioradialis branch of radial artery
2. 肱桡肌 branchioradialis
3. 桡神经肱桡肌支 branchioradialis branch of radial nerve

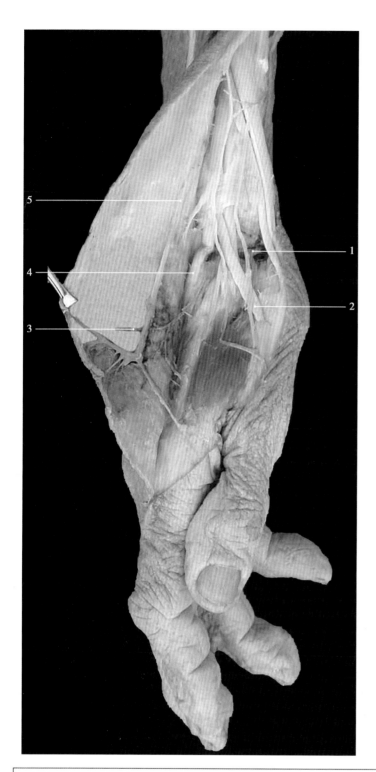

◀ 图 1-137　第一掌骨背侧皮瓣
Fig. 1-137　Dorsal skin flap over first meta-carpal bone

1. 桡动脉 radial artery
2. 拇长伸肌腱 extensor pollicis longus muscle tendon
3. 桡动脉皮支 cutaneous branch of radial artery
4. 桡侧腕长伸肌 extensor carpi radialis longus
5. 头静脉 cephalic vein

## 第一掌骨背侧皮瓣的应用解剖学要点

　　以桡动脉皮支为蒂形成的第一掌骨背侧皮瓣,可逆行转移修复拇指及虎口处的创面,也可以单独或与其他手部皮瓣组成再造拇指的联合移植瓣。

　　**应用解剖要点：**

　　桡动脉皮支经拇长伸肌和桡侧腕短伸肌肌腱的深面,进入鼻烟窝内,行于腕舟骨的表面。皮瓣区内有头静脉及其属支和桡神经浅支经过。

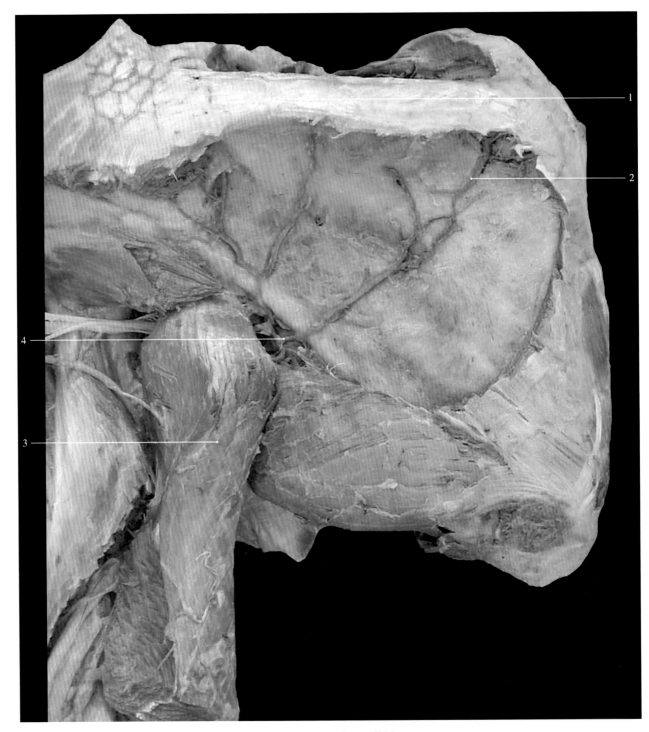

▲ 图 1-138　肩胛冈骨瓣

Fig. 1-138　Scapular spine flap

1. 旋肩胛动脉肩胛冈支 branches of circumflex scapular artery to spine of scapula
2. 肱三头肌长头 long head of triceps brachii
3. 旋肩胛动脉 circumflex scapular artery
4. 肩胛冈 spine of scapula

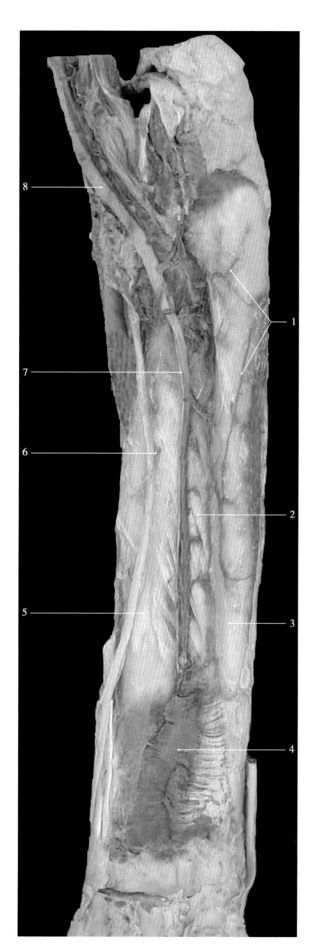

◀ 图 1-139　尺、桡骨瓣
Fig. 1-139　Ulna and radius flap

1. 尺骨滋养动脉 ulnar nutrient artery
2. 前臂骨间膜 interosseous membrane of fore-
   arm
3. 尺骨 ulna
4. 旋前方肌 pronator quadratus
5. 桡骨 radius
6. 桡骨滋养动脉 radial nutrient artery
7. 骨间前动脉 anterior interosseous artery
8. 肱动脉 brachial artery

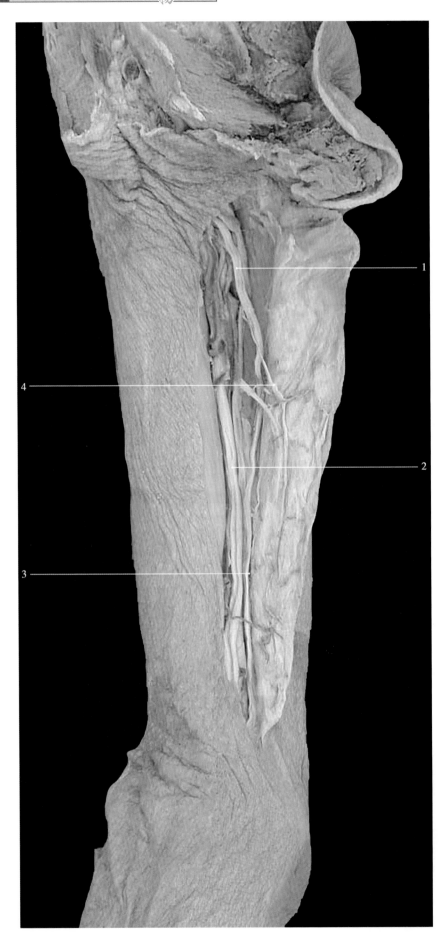

◀ 图 1-140 前臂内侧皮神经瓣
Fig. 1-140 Medial antebrachi-
al cutaneous nerve flap

1. 尺神经 ulnar nerve
2. 正中神经 median nerve
3. 前臂内侧皮神经 medial ante-
   brachial cutaneous nerve
4. 臂内侧皮神经 medial brachial
   cutaneous nerve

# 第二章 下 肢

　　人类的直立、走行，下肢是以支持体重、行走稳固为主的进化。下肢带骨借骶骨、骶髂关节形成一完整的骨环，其结构非常稳固，对下肢负重极为有利。上、下肢肌总的安排是相似的，但由于上下肢功能的分化，使上、下肢肌有许多各自的特点。肌运动的拮抗作用，是一切肌存在的最普遍规律。由于下肢主要的功能是支持体重、行走、跑和跳等动作，因此髋关节内收肌有三块及股薄肌等，而外展只有臀中肌、臀小肌的外侧部分肌纤维；内收肌明显强于外展肌，同样髋关节的外旋肌(臀大肌、梨状肌、股方肌、闭孔内肌、闭孔外肌)也明显强于内旋肌(臀中肌、臀小肌后部肌纤维)，肌的这些配布规律都足以证明维持人体立直，要求下肢稳固是必不可少的。

　　四肢血管神经以神经血管束形式分布，其神经血管束的行程与骨、关节有着密切关系，因此，四肢创伤无论是在平时或战时都会合并有上、下肢神经血管的损伤。

　　下肢与躯干间，前方以腹股沟为界，外侧和后方以髂嵴为界，内侧以阴股沟与会阴分隔，将下肢分为臀区、大腿部、膝部、小腿部、踝部和足部等。

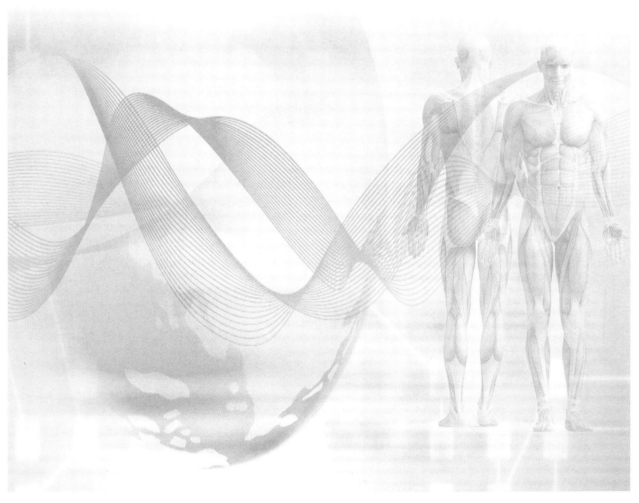

# 第一节 下肢概况

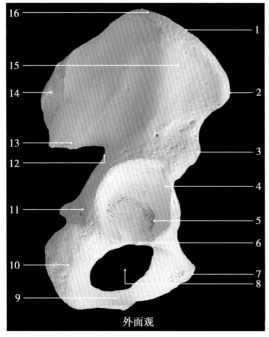

外面观

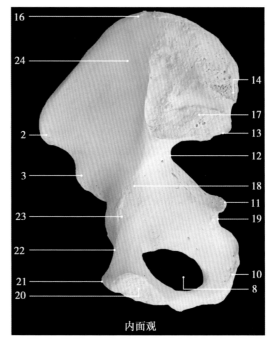

内面观

▲ 图2-1 髋骨
Fig. 2-1 Hip bone

1. 髂结节 tubercle of iliac crest
2. 髂前上棘 anterior superior iliac spine
3. 髂前下棘 anterior inferior iliac spine
4. 月状面 lunate surface
5. 髋臼窝 acetabular fossa
6. 髋臼切迹 acetabular notch
7. 耻骨 pubis
8. 闭孔 obturator foramen
9. 坐骨支 ramus of ischium
10. 坐骨结节 ischial tuberosity
11. 坐骨棘 ischial spine
12. 坐骨大切迹 greater sciatic notch
13. 髂后下棘 posterior inferior iliac spine
14. 髂后上棘 posterior superior iliac spine
15. 髂骨翼 ala of ilium
16. 髂嵴 iliac crest
17. 髂粗隆 iliac tuberosity
18. 弓状线 arcuate line
19. 坐骨小切迹 lesser sciatic notch
20. 耻骨联合面 symphysial surface
21. 耻骨结节 pubic tubercle
22. 耻骨梳 pecten pubis
23. 髂耻隆起 iliopubic eminence
24. 髂窝 iliac fossa

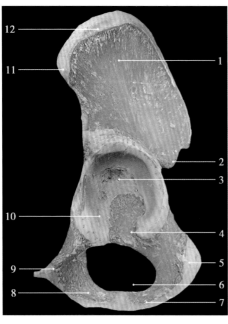

◀ 图2-2 幼儿髋骨外面观
Fig. 2-2 External aspect of the infant hip bone

1. 髂骨翼 ala of ilium
2. 髂后下棘 posterior inferior iliac spine
3. 髂骨体 body of ilium
4. 坐骨体 body of ischium
5. 坐骨结节 ischial tuberosity
6. 闭孔 obturator foramen
7. 坐骨下支 inferior ischial ramus
8. 耻骨下支 inferior ramus of pubis
9. 耻骨结节 pubic tubercle
10. 耻骨体 body of pubis
11. 髂前上棘 anterior superior iliac spine
12. 髂嵴 iliac crest

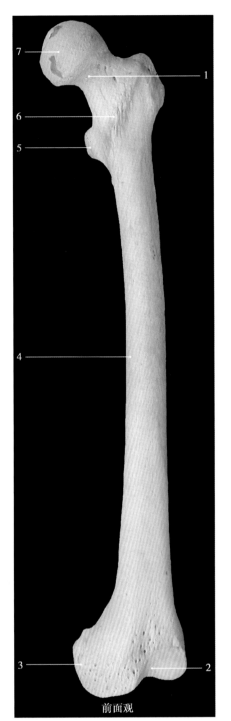
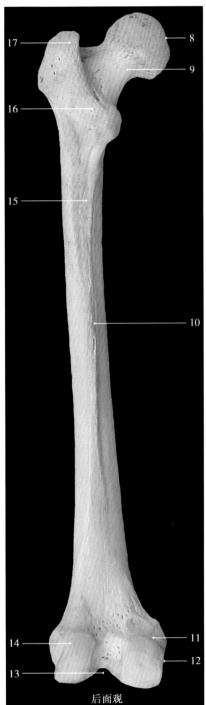

前面观

后面观

▲ 图 2-3 股骨
Fig. 2-3 Femur

1. 股骨颈 neck of femur
2. 髌面 patellar surface
3. 内上髁 medial epicondyle
4. 股骨体 shaft of femur
5. 小转子 lesser trochanter
6. 转子间线 intertrochanteric line
7. 股骨头 femoral head
8. 股骨头凹 fovea of femoral head
9. 股骨颈 neck of femur
10. 粗线 linea aspera
11. 收肌结节 adductor tubercle
12. 内侧髁 medial condyle
13. 髁间窝 intercondylar fossa
14. 外上髁 lateral epicondyle
15. 臀肌粗隆 gluteal tuberosity
16. 转子间嵴 intertrochanteric crest
17. 大转子 greater trochanter

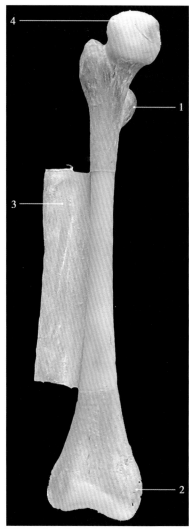

▲ 图2-4　长骨（股骨）的构造
Fig. 2-4　Structure of the long bone（femur）

1. 小转子 lesser trochanter
2. 内上髁 medial epicondyle
3. 骨膜 periosteum
4. 关节软骨 articular cartilage

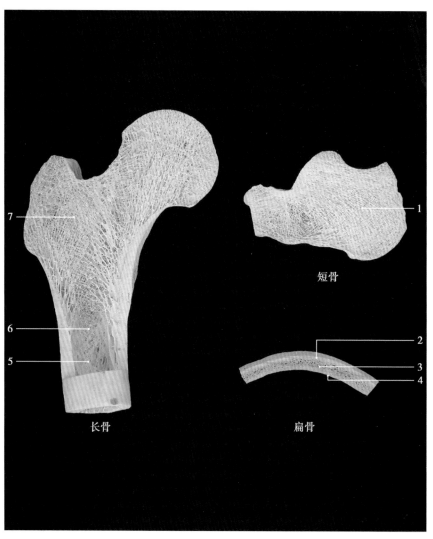

短骨

长骨

扁骨

▲ 图2-5　骨（股骨）的内部构造
Fig. 2-5　Structure of the bones（femor）

1. 骨松质 spongy bone
2. 外板 outer plate
3. 板障 diploe
4. 内板 inner plate
5. 骨髓腔 medullary cavity of bone
6. 骨密质 compact bone
7. 骨小梁 bone trabecula

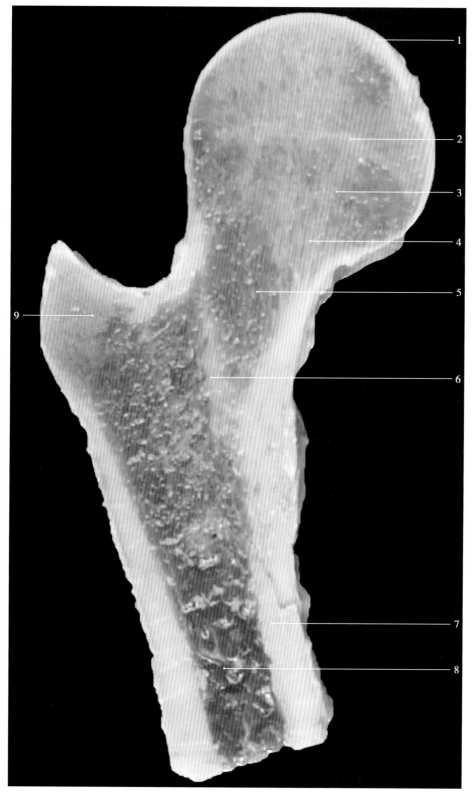

▲ 图2-6 股骨距
Fig. 2-6 Femoral calcar

1. 关节软骨 articular cartilage
2. 骨骺线 epiphyseal line
3. 股骨头 femoral head
4. 骨松质 spongy bone
5. 股骨颈 femoral neck
6. 股骨距 femoral calcar
7. 骨密质 compact bone
8. 骨髓 marrow
9. 大转子 greater trochanter

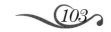

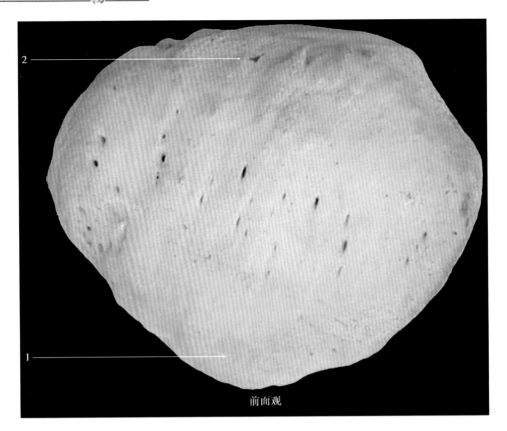

前面观

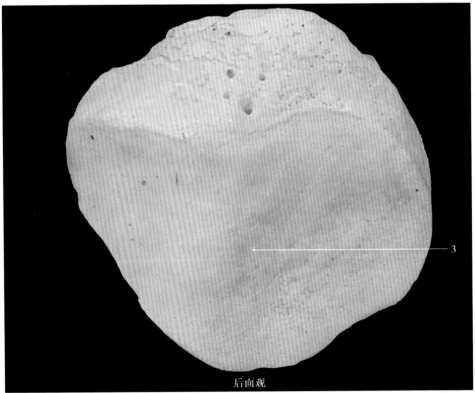

后面观

▲ 图2-7 髌骨
Fig. 2-7 Patella

1. 髌尖 apex of patella
2. 髌底 base of patella
3. 关节面 articular facet

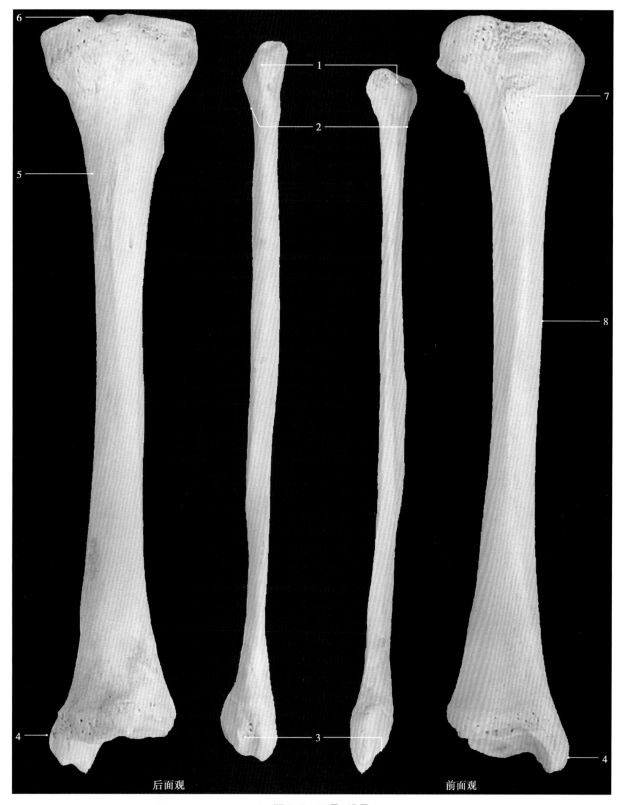

后面观　　　　　　　　　　　　　　前面观

▲ 图 2-8　胫骨、腓骨
Fig. 2-8　Tibia and fibula

1. 腓骨头 head of fibula　　　5. 比目鱼肌线 soleal line
2. 腓骨颈 neck of fibula　　　6. 髁间隆起 intercondylar eminence
3. 外踝 lateral malleolus　　　7. 胫骨粗隆 tuberosity of tibia
4. 内踝 medial malleolus　　　8. 前缘 anterior border

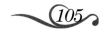

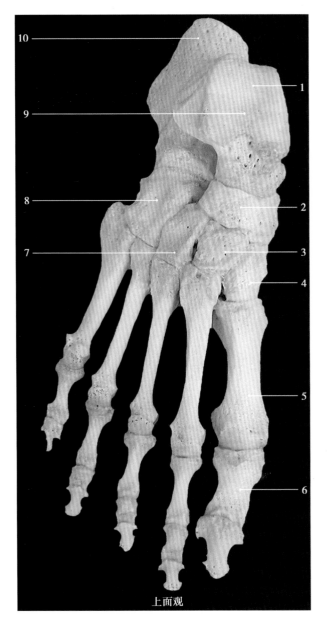

上面观

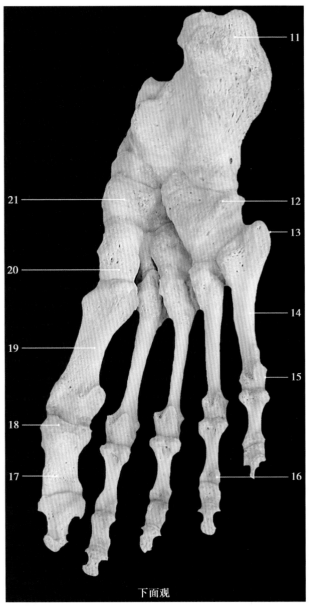

下面观

▲ 图 2-9　足骨
Fig. 2-9　Bone of foot

1. 距骨 talus
2. 足舟骨 navicular bone
3. 中间楔骨 intermediate cuneiform bone
4. 内侧楔骨 medial cuneiform bone
5. 跖骨 metatarsal
6. 趾骨 phalange of toe
7. 外侧楔骨 lateral cuneiform bone
8. 骰骨 cuboid bone
9. 距骨滑车 trochlea of talus
10. 跟骨 calcaneus
11. 跟结节 heel nod

12. 骰骨粗隆 tuberosity of cuboid bone
13. 第 5 跖骨粗隆 tuberosity of the 5th metatarsal bone
14. 跖骨体 body of metatarsal bone
15. 跖骨头 head of metatarsal bone
16. 趾骨滑车 trochlea of phalanx
17. 趾骨体 shaft phalanx
18. 趾骨底 base of phalanx
19. 跖骨 metatarsal
20. 内侧楔骨 medial cuneiform bone
21. 舟骨粗隆 tuberosity of navicular bone

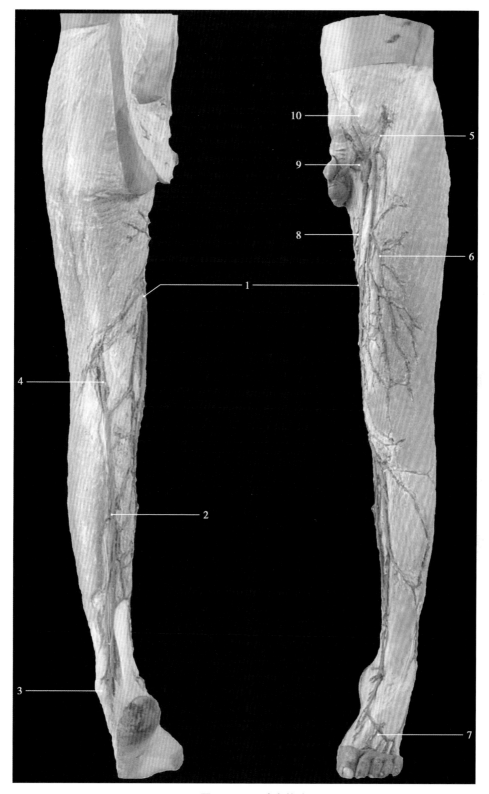

▲ 图 2-10 下肢浅静脉

Fig. 2-10 Superficial veins of the lower limb

1. 大隐静脉 great saphenous vein
2. 小隐静脉 small saphenous vein
3. 外踝 lateral malleous
4. 腘静脉 popliteal vein
5. 旋髂浅静脉 superficial iliac circumflex vein
6. 股外侧浅静脉 superficial lateral femoral vein
7. 足背静脉弓 dorsal venous arch of foot
8. 股内侧浅静脉 superficial medial femoral vein
9. 阴部外静脉 external pudendal vein
10. 腹壁浅静脉 superficial epigastric vein

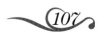

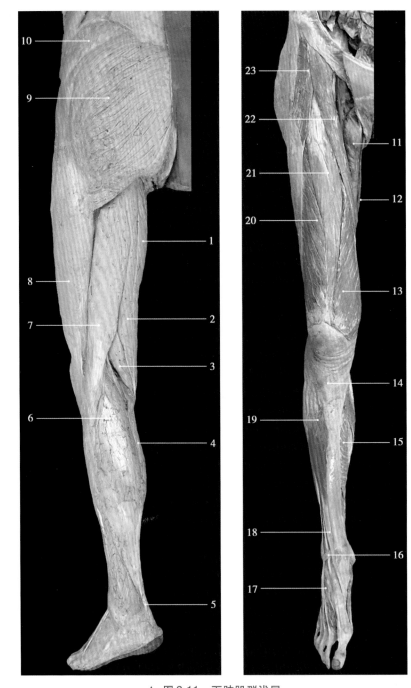

▲ 图 2-11　下肢肌群浅层
Fig. 2-11　Superficial muscles of the lower limb

1. 大收肌 adductor magnus
2. 半腱肌 semitendinosus
3. 半膜肌 semimembranosus
4. 腓肠肌内侧头 medial head of gastrocnemius
5. 跟腱 tendo calcaneus
6. 腓肠肌外侧头 lateral head of gastrocnemius
7. 股二头肌 biceps femoris
8. 髂胫束 iliotibial tract
9. 臀大肌 gluteus maximus
10. 臀中肌 gluteus medius
11. 长收肌 adductor longus
12. 股薄肌 gracilis

13. 股内侧肌 vastus medialis
14. 髌韧带 patellar ligament
15. 腓肠肌 gastrocnemius
16. 伸肌上支持带 superior extensor retinaculum
17. 趾长伸肌 extensor digitorum longus
18. 踇长伸肌 extensor hallucis longus
19. 胫骨前肌 tibialis anterior
20. 股外侧肌 vastus lateralis
21. 股直肌 rectus femoris
22. 缝匠肌 sartorius
23. 阔筋膜张肌 tensor fasciae latae

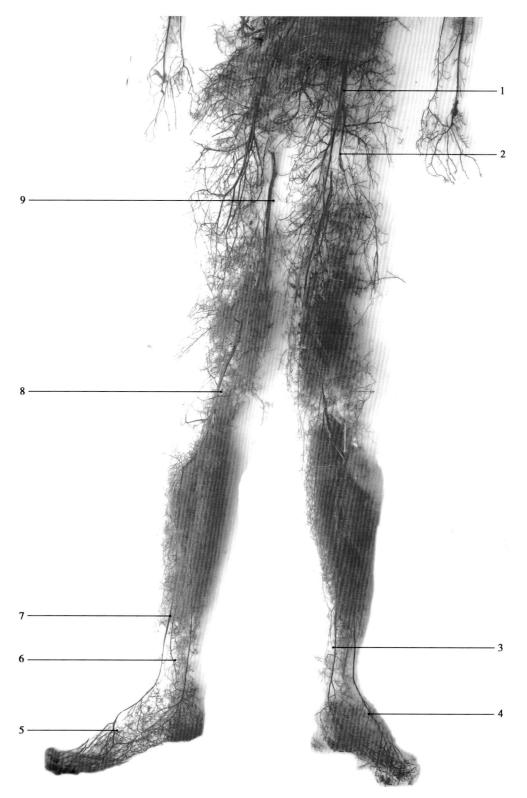

▲ 图2-12 下肢动脉铸型

Fig. 2-12   Cast specimen of the arteries supplying the lower limb

1. 髂外动脉 external iliac artery        6. 腓动脉 peroneal artery
2. 股深动脉 deep femoral artery        7. 胫前动脉 anterior tibial artery
3. 胫后动脉 posterior tibial artery      8. 腘动脉 popliteal artery
4. 足背动脉 dorsal artery of foot        9. 股动脉 femoral artery
5. 弓形动脉 arcuate artery

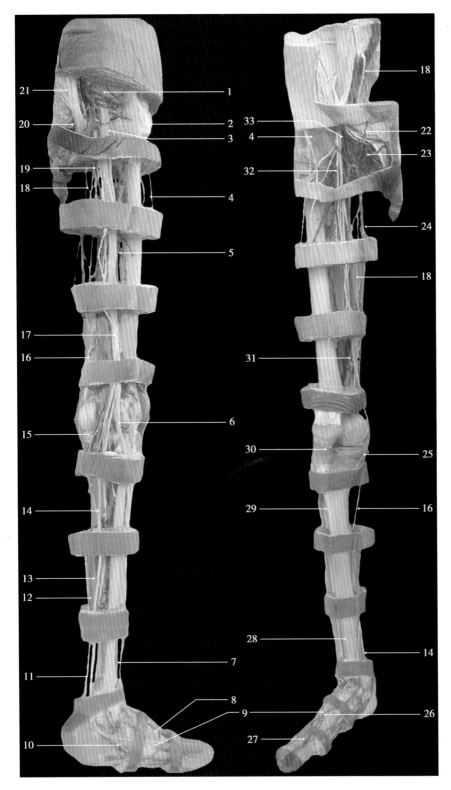

◀ 图2-13　下肢血管神经立体结构后外面观

Fig. 2-13　Posterolateral aspect of the nerves and blood vessels of the lower limb

1. 梨状肌 piriformis
2. 大转子 greater trochanter
3. 臀下神经 inferior gluteal nerve
4. 股外侧皮神经 lateral femoral cutaneous nerve
5. 穿动脉 perforating artery
6. 腓总神经 common peroneal nerve
7. 腓浅神经 superficial peroneal nerve
8. 足背动脉 dorsal artery of foot
9. 足背中间皮神经 intermediate dorsal cutaneous nerve of foot
10. 足背外侧皮神经 lateral dorsal cutaneous nerve of foot
11. 腓肠神经 sural nerve
12. 小隐静脉 small saphenous vein
13. 胫后动脉 posterior tibial artery
14. 胫神经 tibial nerve
15. 腓肠内侧皮神经 medial sural cutaneous nerve
16. 隐神经 saphenous nerve
17. 坐骨神经 sciatic nerve
18. 闭孔神经 obturator nerve
19. 股后皮神经 posterior femoral cutaneous nerve
20. 阴部神经 pudendal nerve
21. 骶结节韧带 sacrotuberous ligament
22. 腹壁浅静脉 superficial epigastric vein
23. 阴部外静脉 external pudendal vein
24. 大隐静脉 great saphenous vein
25. 髌下支 infrapatellar branch
26. 足背静脉网 dorsal venous rete of food
27. 趾背神经 dorsal digital nerve of foot
28. 胫前动脉 anterior tibial artery
29. 腓深神经 deep peroneal nerve
30. 髌韧带 patellar ligament
31. 股动脉 femoral artery
32. 旋股外侧动脉 lateral femoral circumflex artery
33. 股神经 femoral nerve

# 第二节　骨盆及髋关节手术应用解剖

　　髋关节为多轴性关节,能作屈伸、收展、旋转及环转运动。股骨头深嵌在髋臼中,髋臼又有关节盂缘加深,包绕股骨头近 2/3,所以关节头与关节窝二者的面积差其小,故运动范围较小。加之关节囊厚,限制关节运动幅度的韧带坚韧有力,因此,与肩关节相比,该关节的稳固性大,而灵活性则甚差。髋关节周围肌肉分前后两群,前群主要有髂腰肌,后群主要有臀大肌和梨状肌等,对维持髋关节的功能与稳定至关重要。髋关节有几种常见的病变需要手术:髋关节骨性关节炎、股骨头坏死、先天性髋关节发育不良、髋关节骨折,如股骨颈骨折、髋臼骨折、股骨粗隆间骨折,以及肿瘤和髋关节周围感染等疾病的治疗。

　　髋关节周围有 5 个手术入路:前侧、前外侧、外侧、后侧和内侧入路。前侧入路虽然在全髋关节置换时应用较少,但在显露髋关节的同时以很好地显露骨盆。前外侧入路是全髋关节置换最常用的入路,根据假体的不同设计可有几种变化。直接外侧入路(或经臀入路)可为全髋关节置换提供良好的显露,该入路避免了大转子截骨。后侧入路广泛用于半髋关节置换和全髋关节置换,它允许两人操作而且安全有效。内侧入路较少应用,主要用于小转子和周围骨组织的病变的手术治疗。

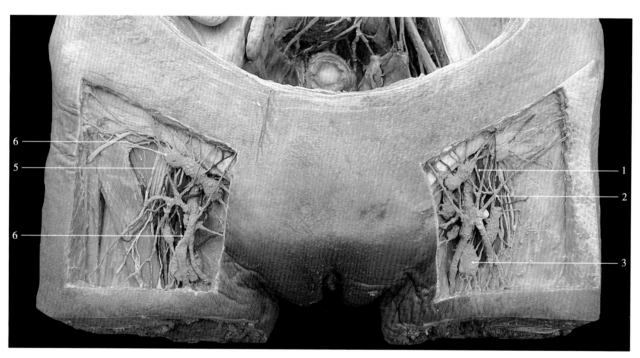

▲ 图2-14　腹股沟淋巴结
Fig. 2-14　Inguinal lymph nodes

1. 股动脉 femoral artery
2. 旋髂浅静脉 superficial iliac circumflex vein
3. 腹股沟淋巴结下群 inferior group of inguinal lymph nodes
4. 大隐静脉 great saphenous vein
5. 股神经 femoral nerve
6. 腹股沟淋巴结上群 superior group of inguinal lymph nodes

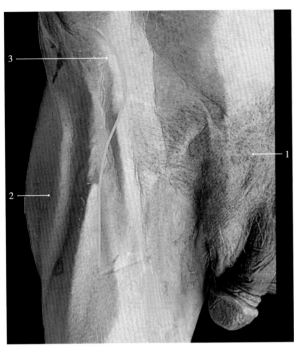

▲ 图 2-15 髋关节前侧手术入路切口（一）
Fig. 2-15 Incision of the anterior approach to the hip joint（1）

1. 耻骨结节 pubic tubercle
2. 大转子 greater trochanter
3. 髂前上棘 anterior superior iliac spine

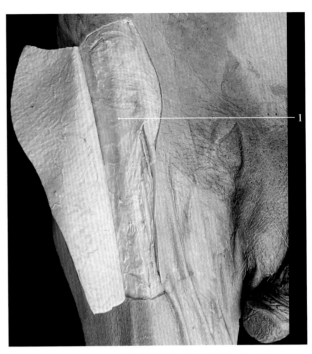

▲ 图 2-16 髋关节前侧手术入路切口（二）
Fig. 2-16 Surgical incision of the anterior approach to the hip joint（2）

1. 浅筋膜 superficial fascia

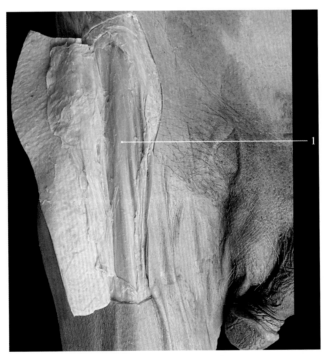

▲ 图 2-17 髋关节前侧手术入路切口（三）
Fig. 2-17 Surgical incision of the anterior approach to the hip joint（3）

1. 阔筋膜 fascia lata

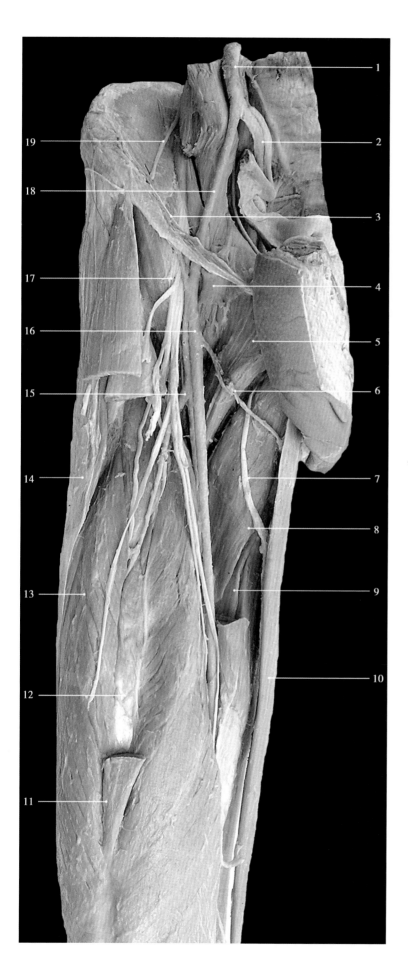

◀ 图 2-18　股神经、股动脉
Fig. 2-18　Femoral nerve and femoral artery

1. 髂总动脉 common iliac artery
2. 髂内动脉 internal iliac artery
3. 腹股沟韧带 inguinal ligament
4. 股静脉 femoral vein
5. 耻骨肌 pectineus
6. 旋股内侧动脉 medial femoral circumflex artery
7. 闭孔神经 obturator nerve
8. 短收肌 adductor brevis
9. 大收肌 adductor magnus
10. 股薄肌 gracilis
11. 股直肌 rectus femoris
12. 股中间肌 vastus intermedius
13. 股外侧肌 vastus lateralis
14. 阔筋膜张肌 tensor fasciae latae
15. 旋股外侧动脉 lateral femoral circumflex artery
16. 股动脉 femoral artery
17. 股神经 femoral nerve
18. 髂外动脉 external iliac artery
19. 股外侧皮神经 lateral femoral cutaneous nerve

### 股环的应用解剖学要点

股环是腹前壁下部一个潜在的薄弱部位。当腹腔内压增高时,腹腔内容物被挤压通过股环-股管-股三角的皮下而发生股疝。股疝多见于女性,主要与女性骨盆较宽,股环较大,股管较宽和生育后腹肌紧张度降低等因素有关。

**应用解剖要点:**

1. 股环的周界　前界为腹股沟韧带,内侧界为陷窝韧带,后界为耻骨肌及其筋膜,外侧界为股静脉。股环周界组织(除外侧界)缺乏弹性,因而股疝发生后其疝囊内容物不易复位而发生绞窄疝。

2. 在股疝手术扩大股环时,一定要注意在内侧的陷窝韧带表面有无异常的闭孔动脉,正常的闭孔动脉起于髂内动脉,异常闭孔动脉起于腹壁下动脉,经陷窝韧带表面至骨盆侧壁达闭膜管,术中易伤及动脉引起大出血。异常闭孔动脉的出现率为17.95%。

3. 术中缩小股环时,应注意既要保持股静脉的通畅,又不能伤及股静脉。

### 股动脉穿刺术的应用解剖学要点

股动脉在腹股沟韧带中点的深面续于髂外动脉,经过股三角进入收肌管,出收肌管续为腘动脉。在股三角内股动脉的解剖位置最浅表,仅被皮肤,皮下组织和阔筋膜所覆盖。股动脉起始处向下 3～4cm 段内的动脉外径为 0.9cm,行于股鞘的外侧部,动脉的内侧为股静脉,外侧为股神经。

**应用解剖要点:**

1. 股动脉穿刺部位选择在腹股沟韧带中点下方,股动脉搏动最明显处。

2. 穿刺的层次为皮肤-浅筋膜-阔筋膜-股鞘-股动脉。深度约为 2.0cm。

3. 针头垂直与股动脉长轴呈 45°角刺入,当针尖刺入深筋膜有搏动感时,提示针已触及动脉鞘,再向前稍推进即进入动脉,此时可见血涌入注射器。不可穿刺过深,以免穿透动脉后壁。

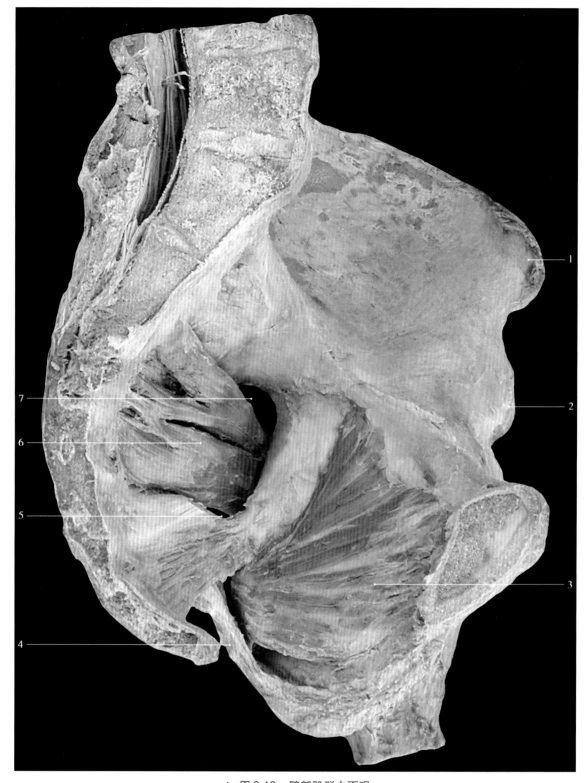

▲ 图 2-19 髋部肌群内面观

Fig. 2-19 Internal aspect of the hip muscles

1. 髂前上棘 anterior superior iliac spine
2. 髂前下棘 anterior inferior iliac spine
3. 闭孔内肌 obturator internus
4. 骶结节韧带 sacrotuberous ligament
5. 梨状肌下孔 infrapiriform foramen
6. 梨状肌 piriformis
7. 梨状肌上孔 suprapiriform foramen

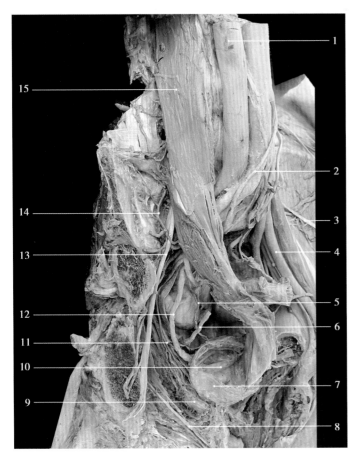

◀ 图 2-20　髂腰动脉升支（右侧）
Fig. 2-20　Ascending branch of the iliolumbar artery（right）

1. 下腔静脉 inferior vena cava
2. 直肠上动脉 superior rectal artery
3. 股外侧皮神经 lateral femoral cutaneous nerve
4. 髂外动脉 externaliliac artery
5. 膀胱上动脉 superior vesical arteries
6. 输精管 deferent duct
7. 膀胱 vesicae
8. 阴茎背神经 dorsal nerve of penis
9. 前列腺 prostate
10. 输尿管间襞 interureteric ridge
11. 膀胱下动脉 inferior vesical artery
12. 输尿管 ureter
13. 股神经 femoral nerve
14. 髂腰动脉升支 ascending branch of iliolumbar artery
15. 腰大肌 psoas major

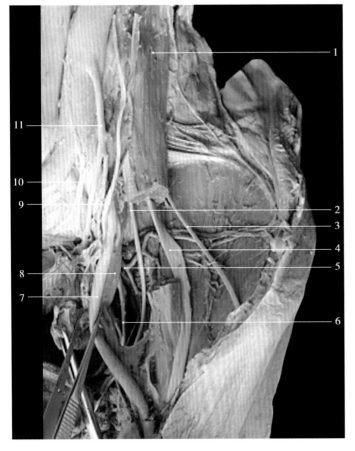

◀ 图 2-21　左侧髂总动脉、髂腰动脉
Fig. 2-21　Left common iliac artery，iliolumbar artery

1. 腰大肌 psoas major
2. 闭孔神经 obturator nerve
3. 股外侧皮神经 lateral femoral cutaneous nerve
4. 股神经 femoral nerve
5. 髂腰动脉 iliolumbar artery
6. 脐动脉 umbilical artery
7. 髂外动脉 external iliac artery
8. 髂外静脉 external iliac vein
9. 输尿管 ureter
10. 腹下丛 hypogastric plexus
11. 肠系膜下动脉 inferiormesenteric artery

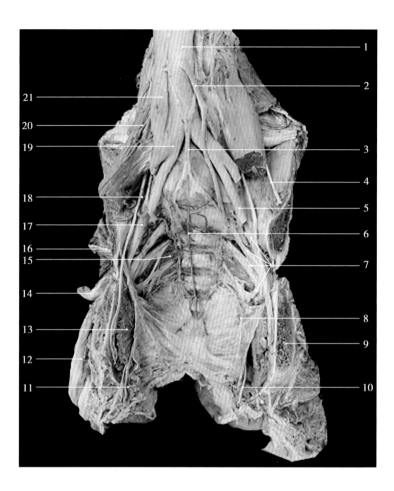

◀ 图 2-22 骶丛和梨状肌
Fig. 2-22 Sacral plexus and pear shaped muscle

1. 腹主动脉 abdominal aorta
2. 肠系膜下动脉 inferiormesenteric artery
3. 腹下丛 hypogastric plexus
4. 股外侧皮神经 lateral femoral cutaneous nerve
5. 髂内动脉 internal iliac artery
6. 骶正中动脉 median sacral artery
7. 骶丛 sacral plexus
8. 盆丛 pelvic plexus
9. 坐骨 ischium
10. 阴部神经 pudendal nerve
11. 阴部内动脉 internal pudendal artery
12. 坐骨神经 sciatic nerve
13. 闭孔内肌 obturator internus
14. 梨状肌腱 piriformis tendon
15. 梨状肌 piriformis
16. 臀上神经 superior gluteal nerve
17. 腰骶干 lumbosacral cord
18. 闭孔神经 obturator nerve
19. 髂总动脉 common iliac artery
20. 腰大肌 psoas major
21. 下腔静脉 inferior vena cava

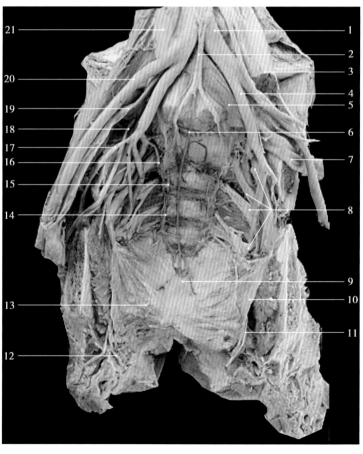

◀ 图 2-23 盆壁血管和神经
Fig. 2-23 Blood vessels and nerves of the pelvic wall

1. 髂总动脉 common iliac artery
2. 腹下丛 hypogastric plexus
3. 腰大肌 psoas major muscle
4. 髂内动脉 internal iliac artery
5. 髂总静脉 common iliac vein
6. 骶正中动脉 median sacral artery
7. 髂外静脉 external iliac vein
8. 骶丛 sacral plexus
9. 奇神经节 ganglion impar
10. 盆膈 pelvic diaphragm
11. 阴部神经 pudendal nerve
12. 阴部内动脉 internal pudendal artery
13. 盆丛 pelvic plexus
14. 骶交感干 sacral sympathetic trunk
15. 骶交感神经节 sacral sympathetic ganglion
16. 骶外侧动脉 lateral sacral arteries
17. 脐动脉 umbilical artery
18. 闭孔神经 obturator nerve
19. 髂外静脉 external iliac vein
20. 髂外动脉 external iliac artery
21. 下腔静脉 inferior vena cava

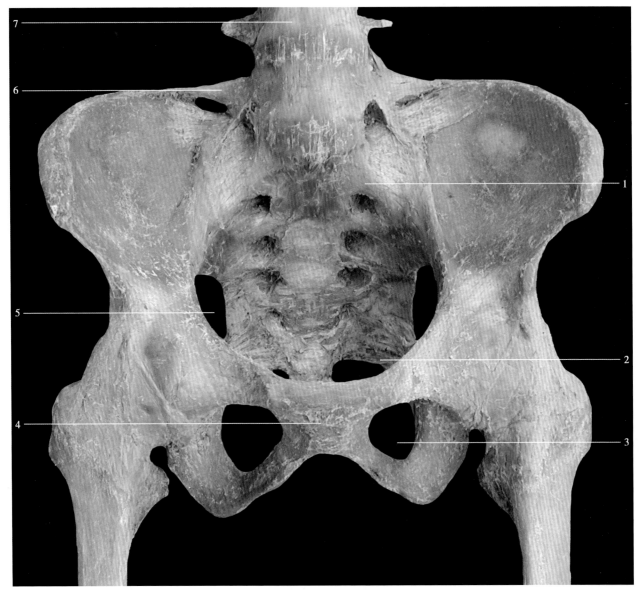

▲ 图 2-24　骨盆韧带
Fig. 2-24　Ligaments of pelvis

1. 骶髂前韧带 anterior sacroiliac ligaments
2. 骶棘韧带 sacrospinous ligament
3. 闭孔 obturator foramen
4. 耻骨联合 pubic symphysis
5. 坐骨大孔 greater sciatic foramen
6. 髂腰韧带 iliolumbar ligament
7. 前纵韧带 anterior longitudinal ligament

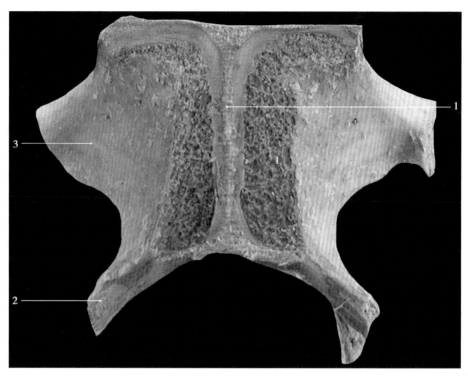

▲ 图 2-25 耻骨联合
Fig. 2-25 Pubic symphysis

1. 耻骨联合 pubic symphysis
2. 耻骨下支 inferior ramus of pubis
3. 耻骨上支 superior ramus of pubis

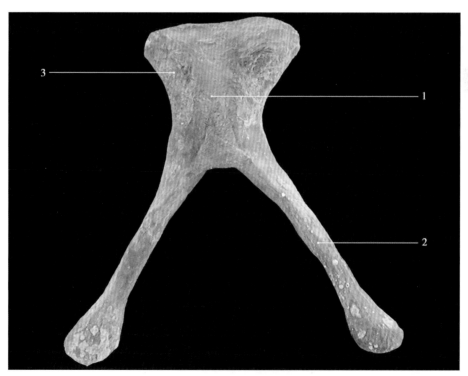

▲ 图 2-26 耻骨弓
Fig. 2-26 Pubic arch

1. 耻骨联合 pubic symphysis
2. 耻骨下支 inferior ramus of pubis
3. 耻骨上支 superior ramus of pubis

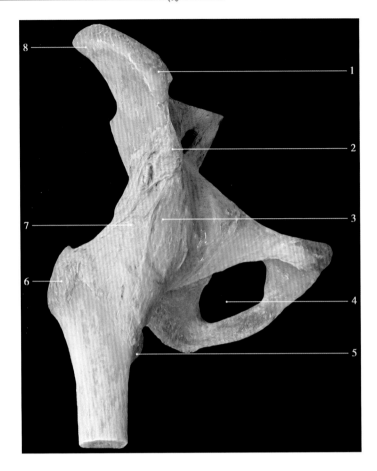

◀ 图 2-27　髋关节前面观
Fig. 2-27　Anterior aspect of the hip joint

1. 髂前上棘 anterior superior iliac spine
2. 髂前下棘 anterior inferior iliac spine
3. 关节囊 articular capsule
4. 闭孔 obturator foramen
5. 小转子 lesser trochanter
6. 大转子 greater trochanter
7. 髂股韧带 iliofemoral ligament
8. 髂结节 turbercle of iliac crest

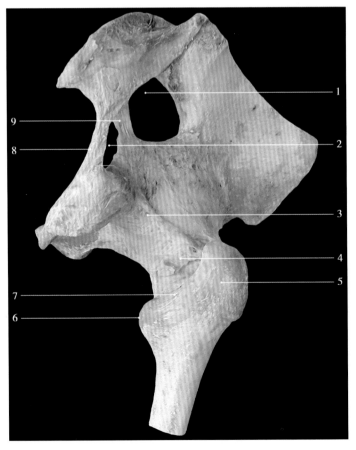

◀ 图 2-28　髋关节后面观
Fig. 2-28　Posterior aspect of the hip joint

1. 坐骨大孔 greater sciatic foramen
2. 坐骨小孔 lesser sciatic foramen
3. 关节囊 articular capsule
4. 股骨颈 neck of femur
5. 大转子 greater trochanter
6. 小转子 lesser trochanter
7. 转子间嵴 intertrochanteric crest
8. 骶结节韧带 sacrotuberous ligament
9. 骶棘韧带 sacrospinous ligament

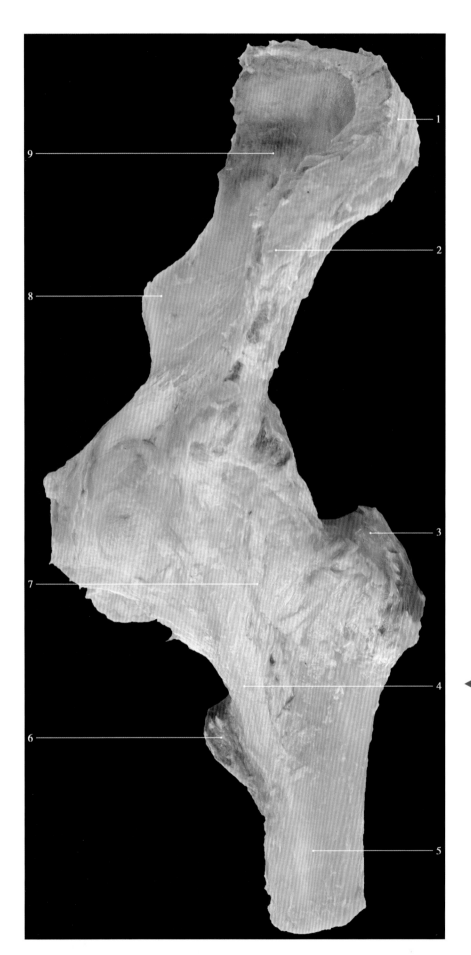

◀ 图 2-29 髂股韧带
Fig. 2-29 Iliofemoral ligament

1. 髂嵴 iliac creast
2. 髂前上棘 anterior superior spine
3. 大转子 greater trochanter
4. 髂股韧带 iliofemoral ligament
5. 股骨 femur
6. 小转子 lesser trochanter
7. 关节囊 articular capsule
8. 髂耻隆起 iliopubic eminence
9. 髂窝 iliac fossa

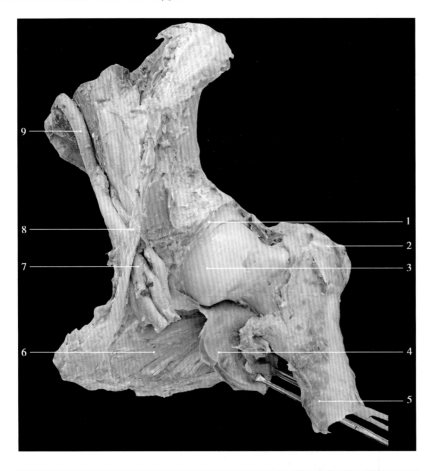

◀ 图 2-30　髋关节囊前壁打开
Fig. 2-30　Unfolding of the anterior wall of the hip articular capsule

1. 髋臼唇 acetabular labrum
2. 大转子 greater trochanter
3. 股骨头 femoral head
4. 关节囊前壁 anterior wall of articular capsule
5. 股骨 femur
6. 闭孔外肌 obturator externus
7. 股动脉 femoral artery
8. 腹股沟韧带 inguinal ligament
9. 髂外动脉 external iliac artery

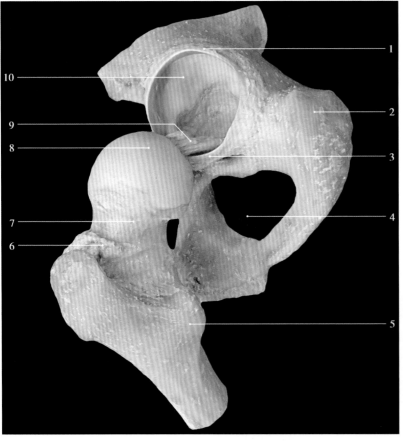

◀ 图 2-31　股骨头韧带
Fig. 2-31　Ligament of head of femur

1. 髋臼唇 acetabular labrum
2. 坐骨结节 ischial tuberosity
3. 髋臼横韧带 transverse acetabular ligament
4. 闭孔 obturator foramen
5. 小转子 lesser trochanter
6. 关节囊 articular capsule
7. 股骨颈 neck of femoral
8. 股骨头 femoral head
9. 股骨头韧带 ligament of head of femur
10. 月状面 lunate surface

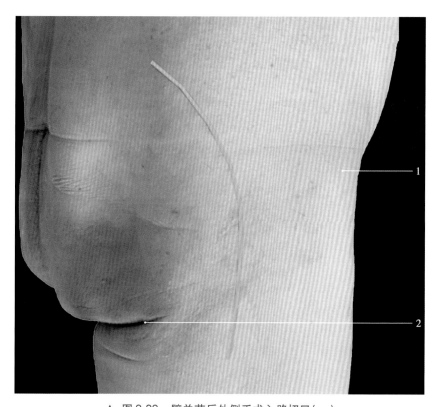

▲ 图2-32 髋关节后外侧手术入路切口（一）
Fig. 2-32 Surgical incision of the posterior lateral approach to the hip joint(1)

1. 大转子 greater trochanter
2. 臀股沟 gluteofemoral crease

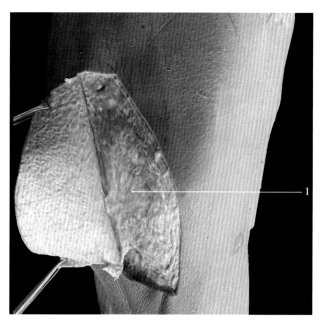

▲ 图2-33 髋关节后外侧手术入路切口（二）
Fig. 2-33 Surgical incision of the posterior lateral approach to the hip joint(2)

1. 浅筋膜 superficial fascia

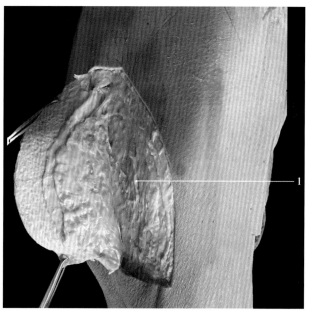

▲ 图2-34 髋关节后外侧手术入路切口（三）
Fig. 2-34 Surgical incision of the posterior lateral approach to the hip joint(3)

1. 臀筋膜 gluteal fascia

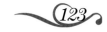

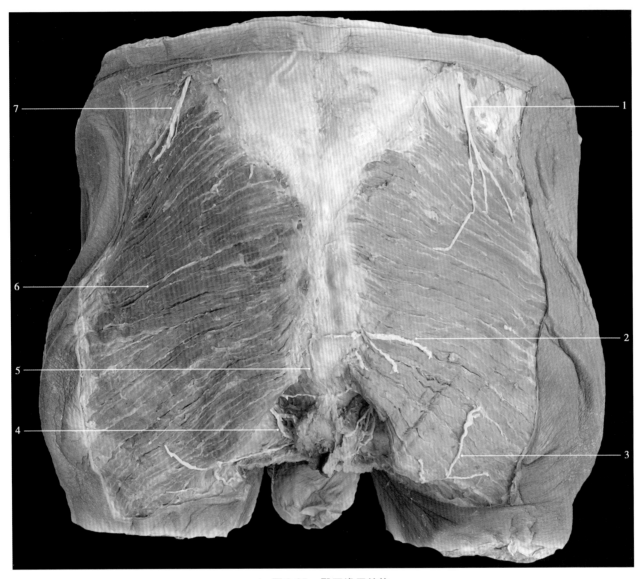

▲ 图 2-35 臀区浅层结构

Fig. 2-35 Superficial structures of the gluteal region

1. 臀上皮神经 superior clunial nerves
2. 臀内侧皮神经 middle clunial nerves
3. 臀下皮神经 inferior clunial nerves
4. 阴部神经会阴支 perineal branches of pudendal nerve
5. 尾骨 coccyx
6. 臀大肌 gluteus maximus
7. 腰背筋膜 lumbodorsal fascia

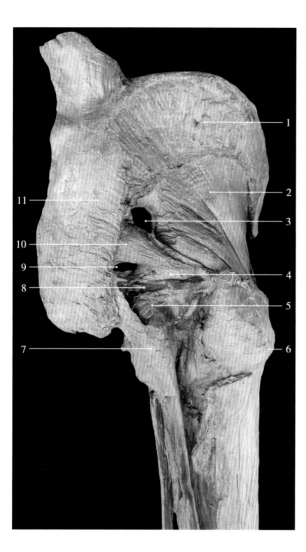

◀ 图 2-36　髋部肌群后面观
Fig. 2-36　Posterior aspect of the hip muscles

1. 臀中肌 gluteus medius
2. 臀小肌 gluteus minimus
3. 梨状肌上孔 suprapiriform foramen
4. 上孖肌 gemellus superior
5. 下孖肌 gemellus inferior
6. 大转子 greater trochanter
7. 坐骨结节 ischial tuberosity
8. 闭孔内肌 obturator internus
9. 梨状肌下孔 infrapiriform foramen
10. 梨状肌 piriformis
11. 臀大肌 gluteus maximus

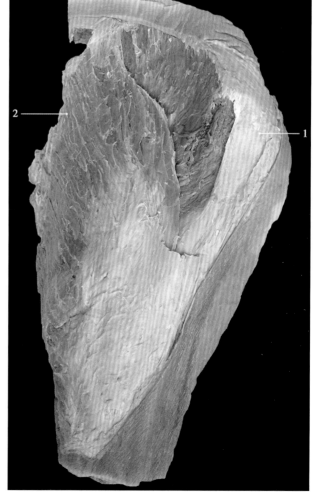

▶ 图 2-37　臀大肌、臀中肌
Fig. 2-37　Gluteus maximus and gluteus medius

1. 臀中肌 gluteus medius
2. 臀大肌 gluteus maximus

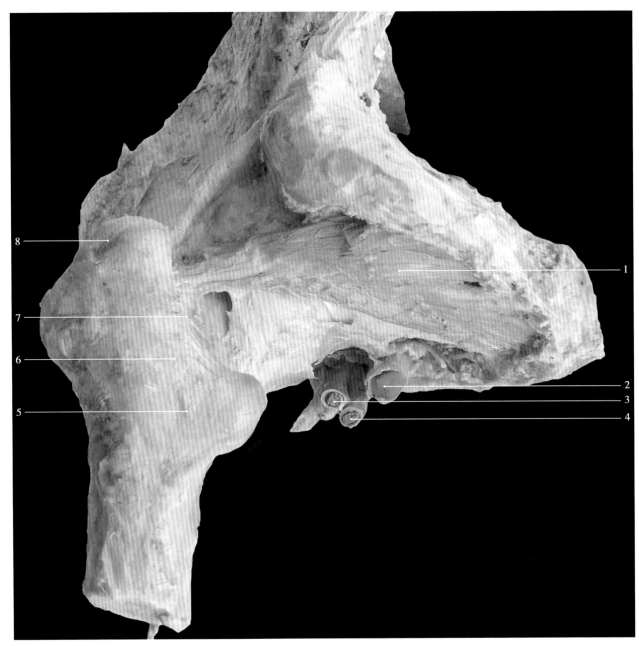

▲ 图2-38　闭孔外肌
Fig. 2-38　Obturator externus

1. 闭孔外肌 obturator externus
2. 股静脉 femoral vein
3. 股动脉 femoral artery
4. 股深动脉 deep femoral artery
5. 小转子 lesser trochanter
6. 转子间嵴 intertrochanteric crest
7. 股骨颈 neck of femur
8. 大转子 greater trochanter

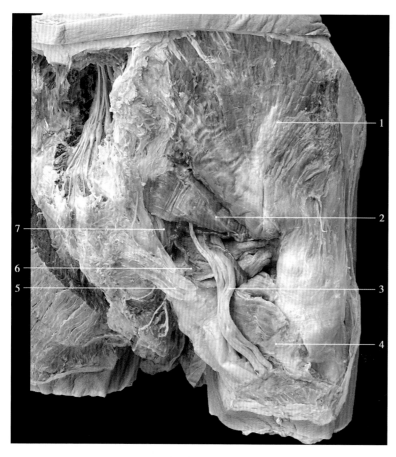

◀ 图2-39 臀中肌、梨状肌
Fig. 2-39 Gluteus medius and piriformis

1. 臀中肌 gluteus medius
2. 梨状肌 piriformis
3. 坐骨神经 sciatic nerve
4. 股方肌 quadratus femoris
5. 骶结节韧带 sacrotuberous ligament
6. 闭孔内肌 obturator internus
7. 阴部神经 pudendal nerve

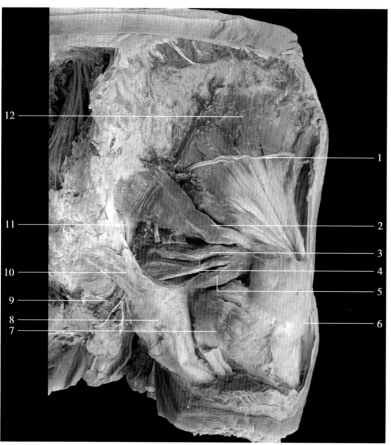

◀ 图2-40 臀小肌、梨状肌
Fig. 2-40 Gluteus minimus and piriformis

1. 臀上神经 superior gluteal nerves
2. 梨状肌 piriformis
3. 上孖肌 gemellus superior
4. 闭孔内肌腱 tendon of obturator internus
5. 下孖肌 gemellus inferior
6. 大转子 greater trochanter
7. 股方肌 quadratus femoris
8. 坐骨结节 ischial tuberosity
9. 阴部内动脉 internal pudendal artery
10. 骶结节韧带 sacrotuberous ligament
11. 阴部神经 pudendal nerve
12. 臀小肌 gluteus minimus

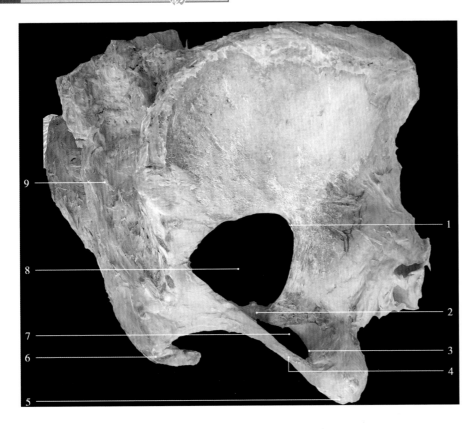

◀ 图 2-41 右侧坐骨大、小孔
Fig. 2-41 Right greater and lesser sciatic foramina

1. 坐骨大切迹 greater sciatic notch
2. 骶棘韧带 sacrospinous ligament
3. 坐骨小切迹 lesser sciatic notch
4. 骶结节韧带 sacrotuberous ligament
5. 坐骨结节 ischial tuberosity
6. 尾骨 coccyx
7. 坐骨小孔 lesser sciatic foramen
8. 坐骨大孔 greater sciatic formaen
9. 骶骨 sacrum

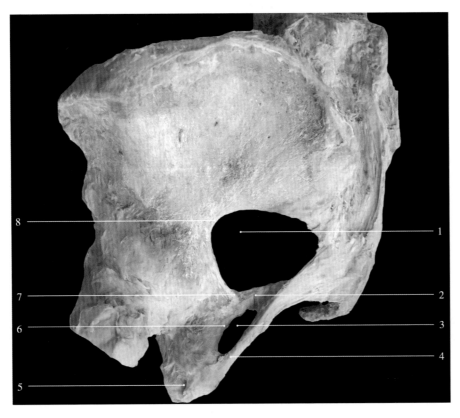

◀ 图 2-42 左侧坐骨大、小孔
Fig. 2-42 Left greater and lesser sciatic foramina

1. 坐骨大孔 greater sciatic formaen
2. 骶棘韧带 sacrospinous ligament
3. 坐骨小孔 lesser sciatic foramen
4. 骶结节韧带 sacrotuberous ligament
5. 坐骨结节 ischial tuberosity
6. 坐骨小切迹 lesser sciatic notch
7. 坐骨棘 ischial spine
8. 坐骨大切迹 greater sciatic notch

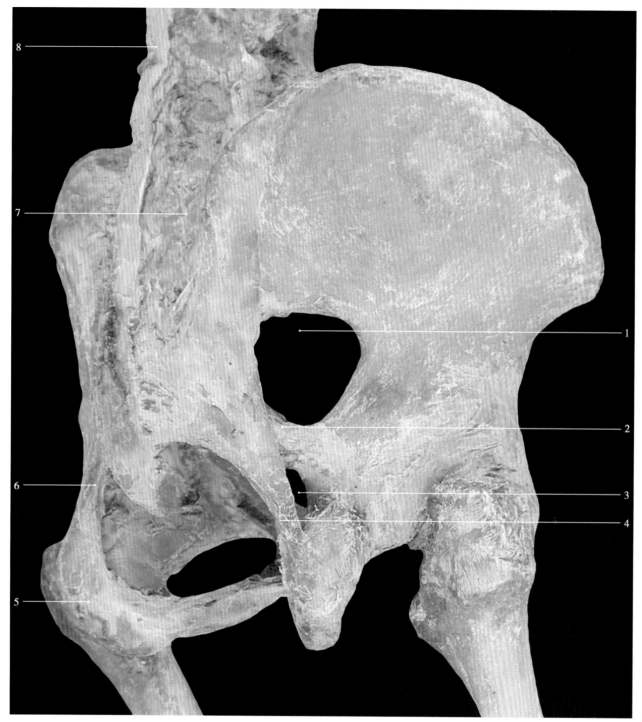

▲ 图2-43　骨盆韧带侧面观

Fig. 2-43　Lateral aspect of pelvic ligaments

1. 坐骨大孔 greater sciatic foramen
2. 骶棘韧带 sacrospinous ligament
3. 坐骨小孔 lesser sciatic foramen
4. 骶结节韧带 sacrotuberous ligament
5. 坐骨结节 ischial tuberosity
6. 骶结节韧带 sacrotuberous ligament
7. 骶髂后韧带 posterior sacroiliac ligaments
8. 棘上韧带 supraspinal ligament

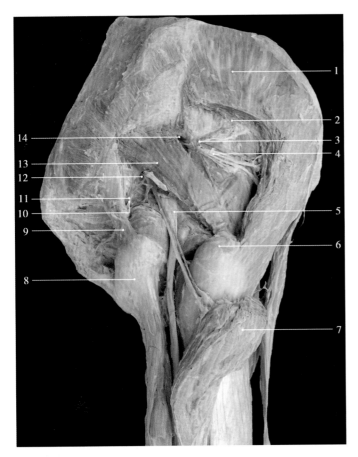

◀ 图 2-44　出入梨状肌上、下孔结构（一）
Fig. 2-44　Structures passing through the suprapiriform and infrapiriform foramina（1）

1. 臀中肌 gluteus medius
2. 臀小肌 gluteus minimus
3. 臀上动脉 superior gluteal artery
4. 臀上神经 superior gluteal nerve
5. 坐骨神经 sciatic nerve
6. 大转子 greater trochanter
7. 臀大肌 gluteus maximus
8. 坐骨结节 ischial tuberosity
9. 骶结节韧带 sacrotuberous ligament
10. 阴部神经 pudendal nerve
11. 阴部内动脉 internal pudendal artery
12. 梨状肌下孔 infrapiriform foramen
13. 梨状肌 piriformis
14. 梨状肌上孔 suprapiriform foramen

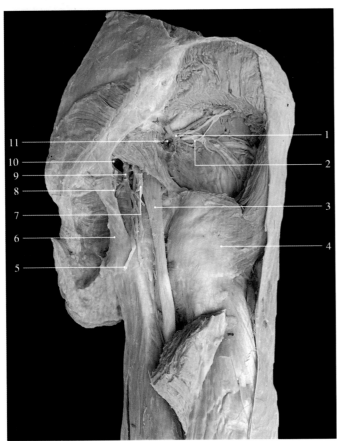

◀ 图 2-45　出入梨状肌上、下孔结构（二）
Fig. 2-45　Structures passing through the suprapiriform and infrapiriform foramina（2）

1. 臀上动脉 superior gluteal artery
2. 臀上神经 superior gluteal nerve
3. 坐骨神经 sciatic nerve
4. 大转子 greater trochanter
5. 臀下神经 inferior gluteal nerve
6. 骶结节韧带 sacrotuberous ligament
7. 股后皮神经 posterior femoral cutaneous nerve
8. 阴部神经 pudendal nerve
9. 臀下动脉 inferior gluteal artery
10. 梨状肌下孔 infrapiriform foramen
11. 梨状肌上孔 suprapiriform foramen

### 梨状肌综合征的应用解剖学要点

坐骨大孔由坐骨大切迹、骶棘韧带和骶结节韧带共同围成。其伸展性很小,梨状肌起自骶骨前面,肌腹经坐骨大孔,将该孔分隔成梨状肌上孔和梨状肌下孔。梨状肌下孔通过的结构自外向内为:坐骨神经、股后皮神经、臀下动脉和静脉、臀下神经、闭孔内肌神经、阴部内动脉及静脉,阴部神经。

应用解剖要点:

因坐骨神经紧贴梨状肌前面,如梨状肌病变(水肿、出血、肥厚、瘢痕)可压迫坐骨神经而引起病人的腰腿痛,称梨状肌综合征。可以通过坐骨神经通道扩大术治疗梨状肌综合征,行扩张术时,坐骨神经外侧无重要结构,内侧有臀下动脉、臀下静脉等应特别注意。

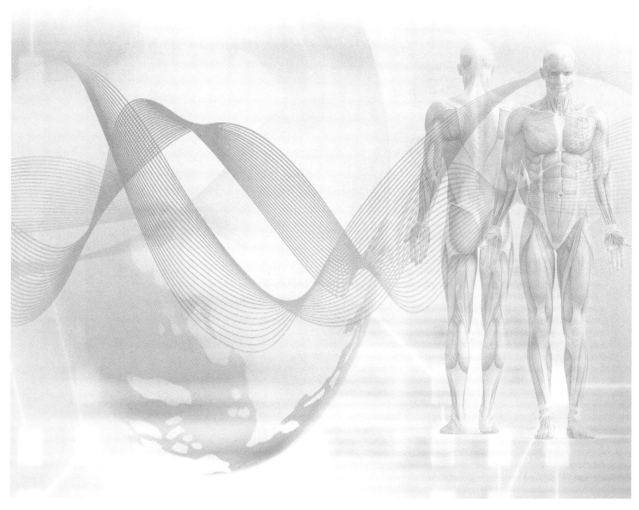

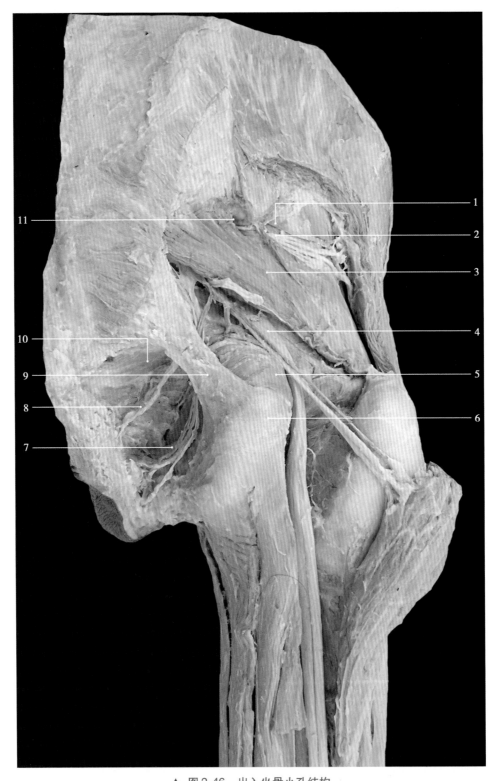

▲ 图 2-46 出入坐骨小孔结构

Fig. 2-46 Structures passing through the lesser sciatic foramen

1. 臀上动脉 superior gluteal artery
2. 臀上神经 superior gluteal nerve
3. 梨状肌 piriformis
4. 坐骨神经 sciatic nerve
5. 下孖肌 gemellus inferior
6. 坐骨结节 ischial tuberosity
7. 阴部内动脉 internal pudendal artery
8. 阴部神经 pudendal nerve
9. 骶结节韧带 sacrotuberous ligament
10. 坐骨小孔 lesser sciatic foramen
11. 梨状肌上孔 suprapiriform foramen

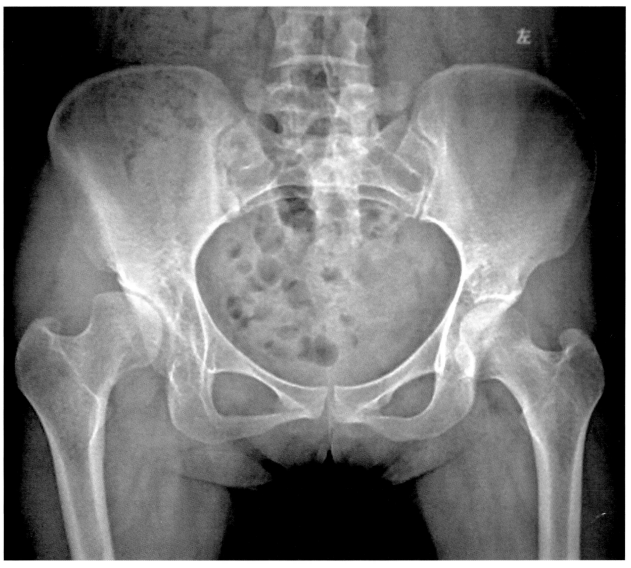

▲ 图 2-47　骨盆正位片：右侧先天性髋关节发育不良

Fig. 2-47　AP pelvic radiograph：right congenital dysplasia of hip

# 第三节　股骨干部手术应用解剖

　　股骨手术相当常见,股骨干手术4种基本的手术入路为外侧、后外侧、前外侧和前内侧入路,这4种入路都需要贯穿股四头肌,仅后外侧入路使用神经间平面,由于支配股四头肌的股神经在大腿近端分支,从而允许向更远端进行肌肉分离而不会发生肌肉的失神经支配,因此所有入路相对来说都是直的。股骨近端外侧入路用来治疗发生率显著增加的股骨转子间骨折,这一入路也是骨科手术最常使用的入路。后侧入路限于探查坐骨神经和由于皮肤问题不能接受前侧入路的情况。股骨干下段前内侧入路用来治疗股骨髁上骨折。股骨干骨折现在大部分采用闭合技术植入髓内针来治疗,这时需采用股骨近端劈开臀中肌的微小入路。

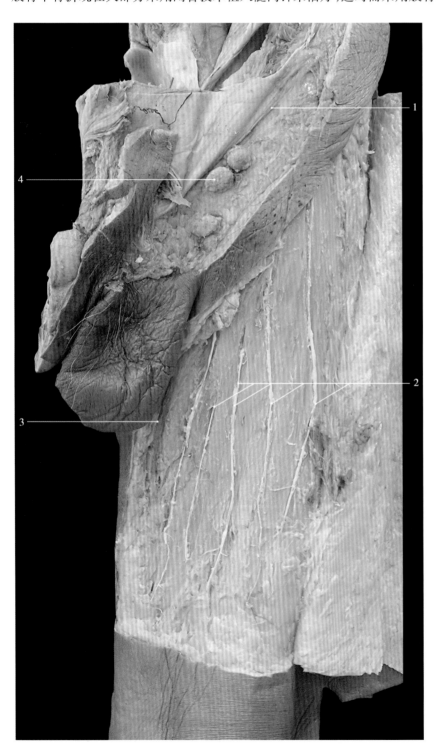

◀ 图2-48　股前皮神经
Fig. 2-48　Anterior femoral cutaneous nerves

1. 腹股沟韧带 inguinal ligament
2. 股前皮神经 anterior femoral cutaneous nerves
3. 大隐静脉 great saphenous vein
4. 腹股沟淋巴结 inguinal lymph nodes

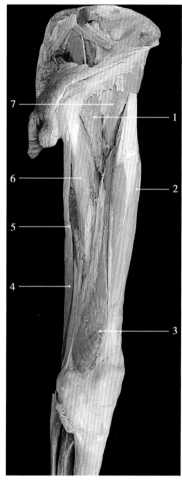

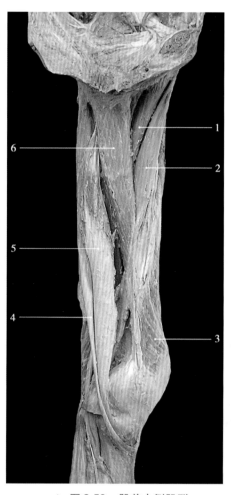

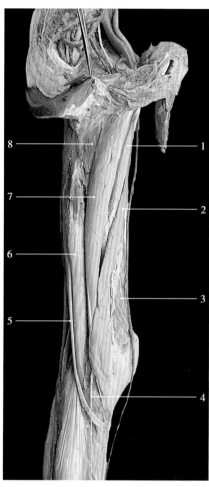

▲ 图2-49 股前内侧肌群
Fig. 2-49 Muscles of the anteromedial region of the thigh

1. 耻骨肌 pectineus
2. 股直肌 rectus femoris
3. 股内侧肌 vastus medialis
4. 股薄肌 gracilis
5. 大收肌 adductor magnus
6. 长收肌 adductor longus
7. 髂腰肌 iliopsoas

▲ 图2-50 股前内侧肌群
（股薄肌已切除）
Fig. 2-50 Muscles of the anteromedial region of the thigh ( Gracilis was removed)

1. 短收肌 adductor brevis
2. 长收肌 adductor longus
3. 股内侧肌 vastus medialis
4. 半腱肌 semitendinosus
5. 半膜肌 semimembranosus
6. 大收肌 adductor magnus

▲ 图2-51 股薄肌
Fig. 2-51 Gracilis

1. 长收肌 adductor longus
2. 缝匠肌 sartorius
3. 股内侧肌 vastus medialis
4. 隐神经 saphenous nerve
5. 半腱肌 semitendinosus
6. 半膜肌 semimembranosus
7. 股薄肌 gracilis
8. 短收肌 adductor brevis

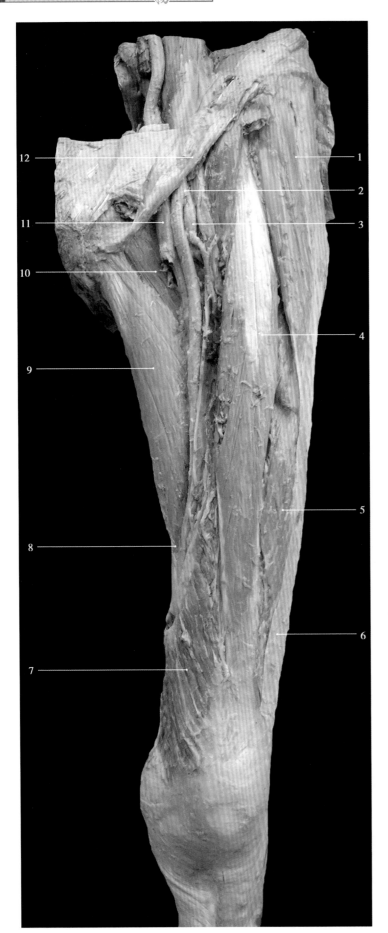

◀ 图 2-52　股四头肌、阔筋膜张肌
Fig. 2-52　Quadriceps femoris and tensor fasciae latae

1. 阔筋膜张肌 tensor fasciae latae
2. 股动脉 femoral artery
3. 股深动脉 deep femoral artery
4. 股直肌 rectus femoris
5. 股外侧肌 vastus lateralis
6. 髂胫束 iliotibial tract
7. 股内侧肌 vastus medialis
8. 收肌管 adductor canal
9. 长收肌 adductor longus
10. 耻骨肌 pectineus
11. 股静脉 femoral vein
12. 腹股沟韧带 inguinal ligament

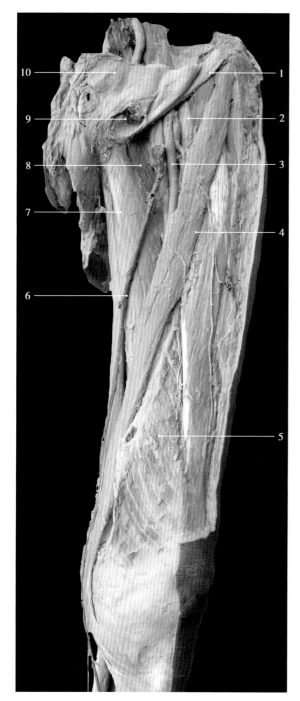

▲ 图 2-53 股三角
Fig. 2-53 Femoral triangle

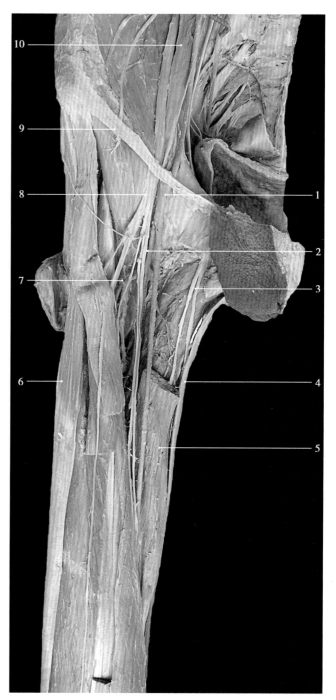

▲ 图 2-54 股三角内结构
Fig. 2-54 Structures in the femoral triangle

1. 腹股沟韧带 inguinal ligament
2. 股神经 femoral nerve
3. 股动脉 femoral artery
4. 缝匠肌 sartorius
5. 股内侧肌 vastus medialis
6. 大隐静脉 great saphenous vein
7. 长收肌 adductor longus
8. 股三角 femoral triangle
9. 皮下环 superficial inguinal ring
10. 腹外斜肌腱膜 external oblique aponeurosis

1. 股动脉 femoral artery
2. 股深动脉 deep femoral artery
3. 闭孔神经 obturator nerve
4. 股薄肌 gracilis
5. 长收肌 adductor longus
6. 阔筋膜张肌 tensor fasciae latae
7. 旋股外侧动脉 lateral femoral circumflex artery
8. 股神经 femoral nerve
9. 腹股沟韧带 inguinal ligament
10. 腰大肌 psoas major

### 股三角的应用解剖学要点

股三角位于股前部上1/3,为底在上、尖向下的三角形凹陷,上界为腹股沟韧带,外侧界为缝匠肌的内侧缘,内侧界为长收肌的内侧缘。股三角的前壁为大腿阔筋膜,后壁凹陷,由肌组成,从外向内为髂腰肌、耻骨肌和长收肌。

**应用解剖要点:**

股三角内浅层结构有:腹股沟上外侧浅淋巴结,腹股沟上内侧浅淋巴结,腹股沟下外侧浅淋巴结和腹股沟下内侧浅淋巴结。大隐静脉及其属支(腹壁浅静脉、旋髂浅静脉、阴部外静脉、股外侧静脉、股内侧静脉)隐静脉裂孔。股三角的深层由外向内有:股神经、股动脉、股静脉和股管。股动脉、股静脉和股管被股鞘所包裹。股鞘长约3~4cm。

在活体上寻找股三角内结构常在三角内扪及股动脉的搏动。在股动脉外侧为股神经,内侧为股静脉。股静脉内侧上端为股管。

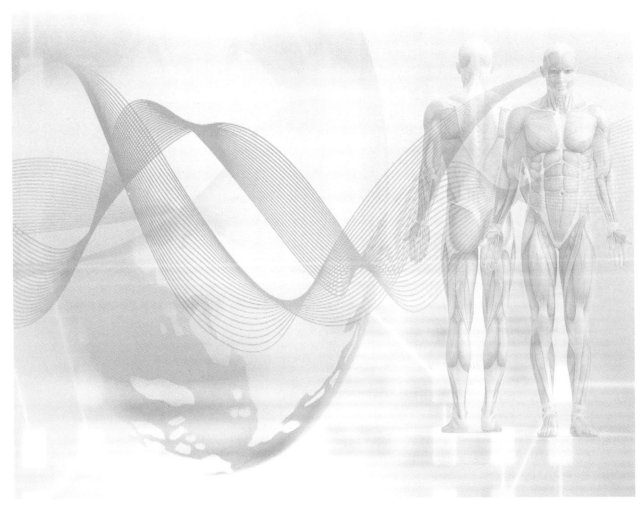

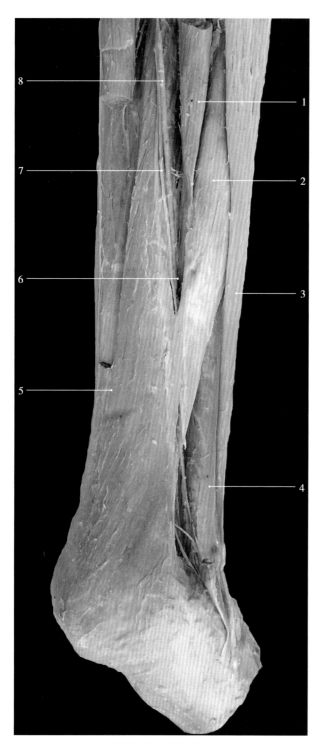

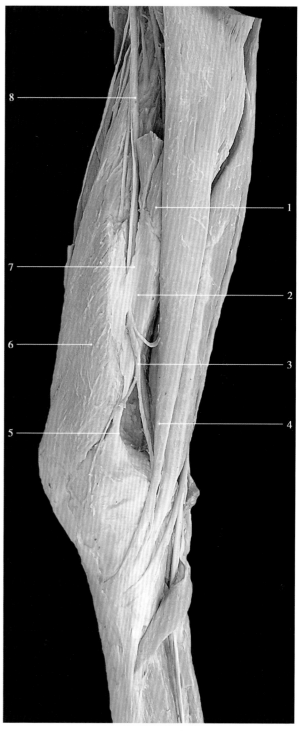

▲ 图2-55 收肌管(一)
Fig. 2-55 Adductor canal(1)

1. 长收肌 adductor longus
2. 大收肌 adductor magnus
3. 股薄肌 gracilis
4. 半腱肌 semitendinosus
5. 股内侧肌 vastus medialis
6. 收肌管 adductor canal
7. 隐神经 saphenous nerve
8. 股动脉 femoral artery

▲ 图2-56 收肌管(二)
Fig. 2-56 Adductor canal(2)

1. 大收肌 adductor magnus
2. 收肌管前壁 anterior wall of adductor canal
3. 隐神经 saphenous nerve
4. 股薄肌 gracilis
5. 大收肌肌腱 tendon of adductor magnus
6. 股内侧肌 vastus medialis
7. 收肌管 adductor canal
8. 股动脉 femoral artery

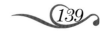

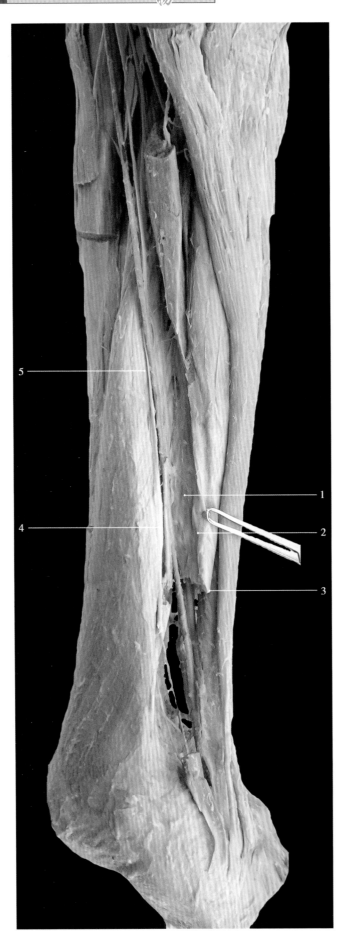

◀ 图 2-57　收肌管（前壁打开）
Fig. 2-57　Adductor canal（Anterior wall was opened）

1. 收肌管 adductor canal
2. 收肌管前壁 anterior wall of adductor canal
3. 大收肌 adductor magnu
4. 隐神经 saphenous nerve
5. 股动脉 femoral artery

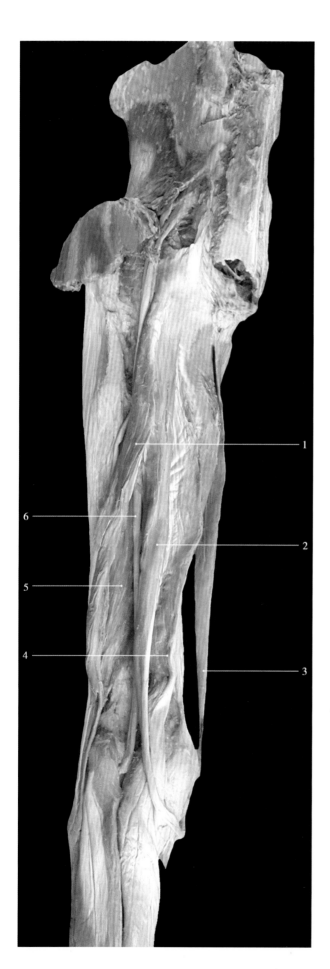

◀ 图 2-58 股后肌群
Fig. 2-58 Muscles of the posterior region of the thigh

1. 股二头肌长头 long head of biceps femoris
2. 半腱肌 semitendinosus
3. 股薄肌 gracilis
4. 半膜肌 semimembranosus
5. 股二头肌短头 short head of biceps femoris
6. 坐骨神经 sciatic nerve

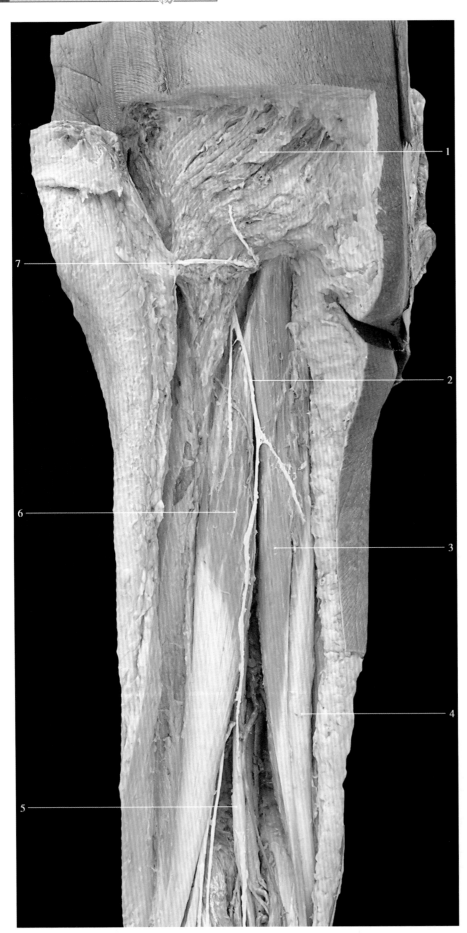

◀ 图 2-59　股后皮神经、臀下神经

Fig. 2-59　Posterior femoral cutaneous nerve and inferior gluteal nerve

1. 臀大肌 gluteus maximus
2. 股后皮神经 posterior femoral cutaneous nerve
3. 半膜肌 semimembranosus
4. 半腱肌 semitendinosus
5. 胫神经 tibial nerve
6. 股二头肌 biceps femoris
7. 臀下神经 inferior gluteal nerve

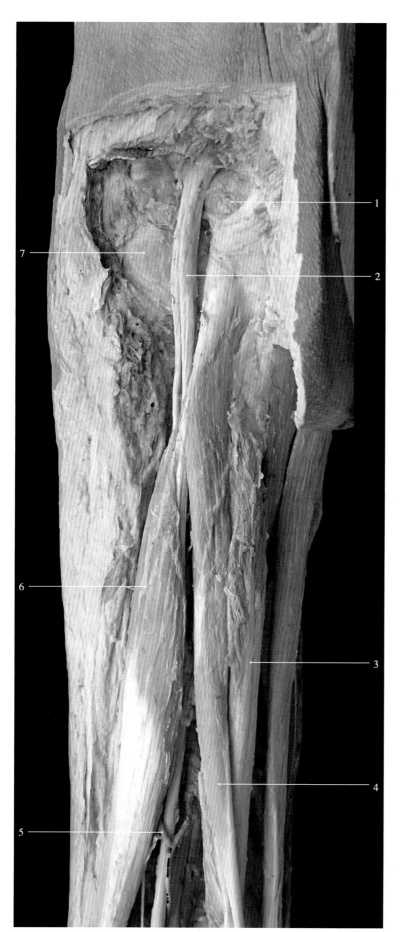

◀ 图 2-60 坐骨神经与股二头肌
Fig. 2-60 Sciatic nerve and biceps femoris

1. 坐骨结节 ischial tuberosity
2. 坐骨神经 sciatic nerve
3. 半膜肌 semimembranosus
4. 半腱肌 semitendinosus
5. 坐骨神经 sciatic nerve
6. 股二头肌长头 long head of biceps femoris
7. 大转子 greater trochanter

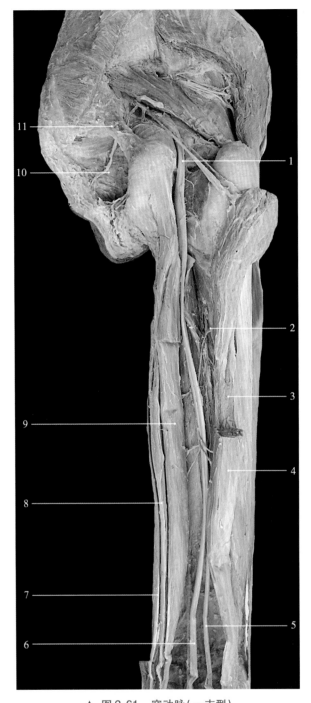

▲ 图2-61　穿动脉（一支型）
Fig. 2-61　Perforating arteries（one branch）

1. 坐骨神经 sciatic nerve
2. 穿动脉 perforating artery
3. 股二头肌短头 short head of biceps femoris
4. 股二头肌长头 long head of biceps femoris
5. 腓总神经 common peroneal nerve
6. 胫神经 tibial nerve
7. 股薄肌 gracilis
8. 半腱肌 semitendinosus
9. 半膜肌 semimembranosus
10. 阴部神经 pudendal nerve
11. 骶结节韧带 sacrotuberous ligament

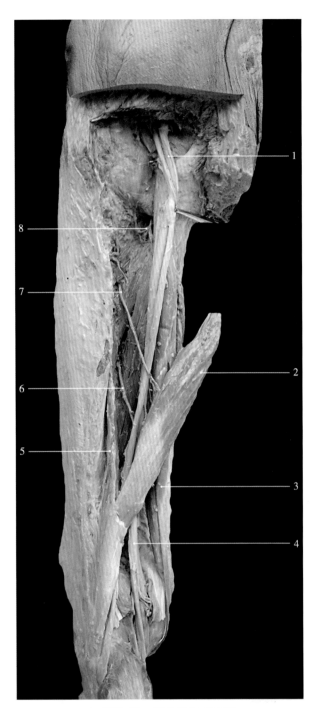

▲ 图2-62　穿动脉（三支型）
Fig. 2-62　Perforating artery（three branches）

1. 坐骨神经 sciatic nerve
2. 股二头肌长头 long head of biceps femoris
3. 半腱肌 semitendinosus
4. 胫神经 tibial nerve
5. 股二头肌短头 short head of biceps femoris
6. 第3穿动脉 the third perforating artery
7. 第2穿动脉 the second perforating artery
8. 第1穿动脉 the first perforating artery

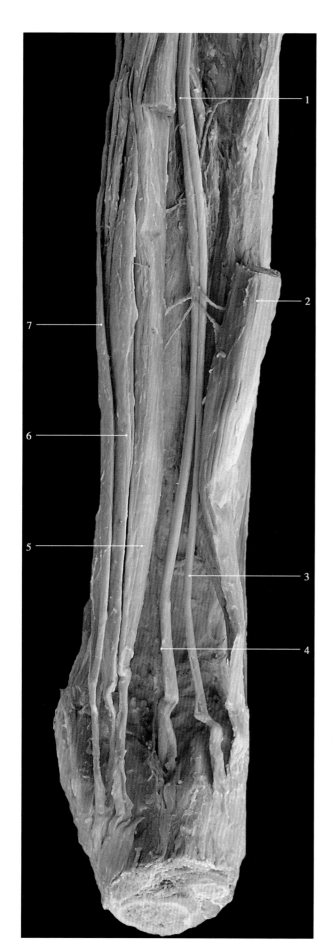

◀ 图 2-63 胫神经、腓总神经
Fig. 2-63 Tibial nerve and common peroneal nerve

1. 坐骨神经 sciatic nerve
2. 股二头肌 biceps femoris
3. 腓总神经 common peroneal nerve
4. 胫神经 tibial nerve
5. 半腱肌 semitendinosus
6. 半膜肌 semimembranosus
7. 股薄肌 gracilis

 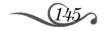

# 第四节　膝关节手术应用解剖

膝关节是含有滑液的铰链关节,由强有力的肌肉和韧带支持和稳定。它的 3 面(前方、内侧和外侧)浅表,膝关节的入路相对直截了当。因为膝关节 4 个面中有 3 个仅由皮肤和支持带覆盖,所以该关节是关节镜手术理想的关节,关节腔大也有助于膝关节镜检查。关节镜入路已很大程度替代了手术切开入路来处理半月板病变、前十字韧带重建和游离体的摘除。膝关节开放手术常用的入路有膝关节内侧髌旁入路、膝关节内侧半月板切除入路、膝关节外侧髌旁入路、膝关节外侧半月板切除入路、膝关节前侧入路、膝关节后侧入路、膝关节内后侧倒 L 形入路、膝关节后外侧入路。内侧髌旁入路:能用来进行各种手术,完全切开时,该入路完美地显露整个关节,适用于全膝关节置换术。

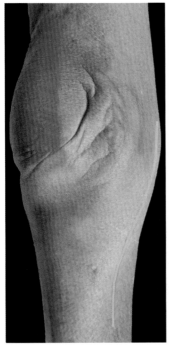 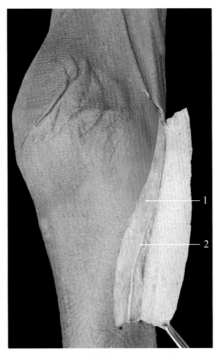 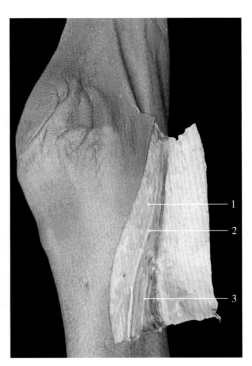

▲ 图 2-64　膝关节内侧手术入路切口(一)

Fig. 2-64　Surgical incision of the medial approach to knee joint(1)

1. 股骨内上髁 medial femoral epicondyle
2. 胫骨粗隆 tibial tuberosity
3. 髌骨 patella

▲ 图 2-65　膝关节内侧手术入路切口(二)

Fig. 2-65　Surgical incision of the medial approach to the knee joint(2)

1. 浅筋膜 superficial fascia
2. 大隐静脉 great saphenous vein

▲ 图 2-66　膝关节内侧手术入路切口(三)

Fig. 2-66　Surgical incision of the medial approach to the knee joint(3)

1. 深筋膜 deep fascia
2. 大隐静脉 great saphenous vein
3. 隐神经 saphenous nerve

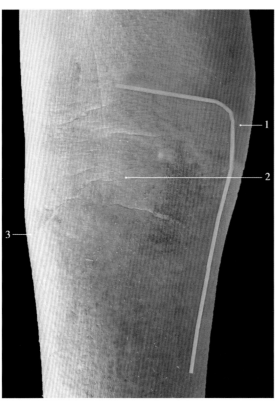

◀ 图 2-67　膝关节后内侧手术入路切口（一）
Fig. 2-67　Surgical incision of the posterior medial approach to the knee joint（1）

1. 股骨内上髁 medial femoral epicondyle
2. 腘窝 popliteal fossa
3. 腓骨头 fibular head

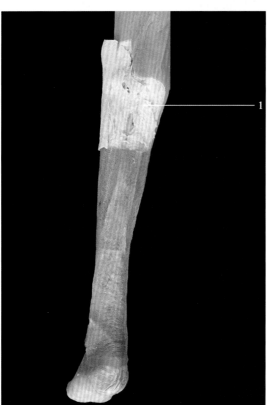

▲ 图 2-68　膝关节后内侧手术入路切口（二）
Fig. 2-68　Surgical incision of the posterior medial approach to the knee joint（2）

1. 浅筋膜 superficial fascia

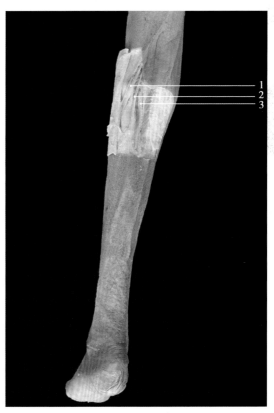

▲ 图 2-69　膝关节后内侧手术入路切口（三）
Fig. 2-69　Surgical incision of the posterior medial approach to the knee joint（3）

1. 腓总神经 common peroneal nerve
2. 腓肠内侧皮神经 medial sural cutaneous nerve
3. 小隐静脉 small saphenous vein

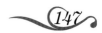

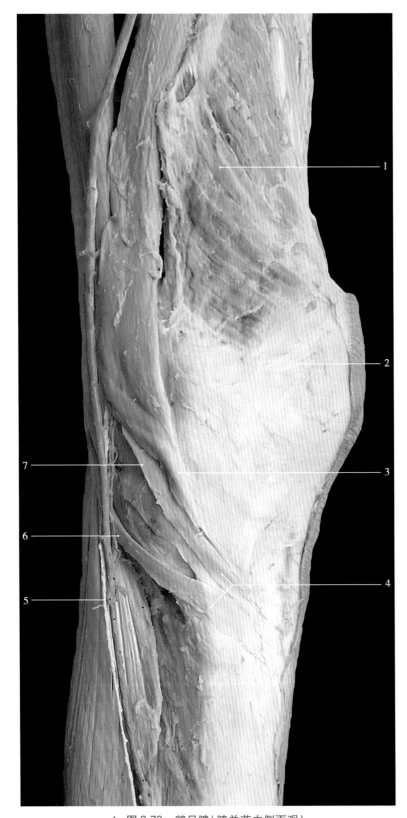

▲ 图 2-70 鹅足腱 (膝关节内侧面观)
Fig. 2-70 Pes anserinus tendon (medial aspect of the knee joint)

1. 股内侧肌 vastus medialis
2. 膝关节内侧面 medial surface of knee joint
3. 缝匠肌肌腱 tendon of sartorius
4. 鹅足腱 pes anserinus tendon
5. 隐神经 saphenous nerve
6. 股薄肌肌腱 tendon of gracilis
7. 半腱肌腱 tendon of semitendinosus

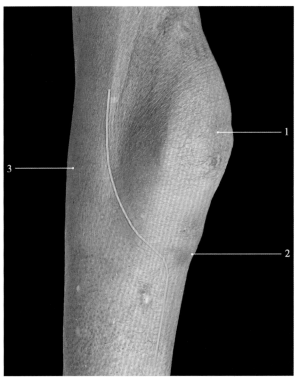

▲ 图2-71 膝关节外侧手术入路切口（一）
Fig. 2-71 Surgical incision of the lateral approach to the knee joint（1）

1. 髌骨 patella
2. 胫骨粗隆 tibial tuberosity
3. 腓骨头 fibular head

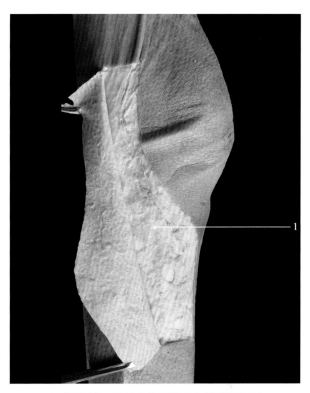

▲ 图2-72 膝关节外侧手术入路切口（二）
Fig. 2-72 Surgical incision of the lateral approach to the knee joint（2）

1. 浅筋膜 superficial fascia

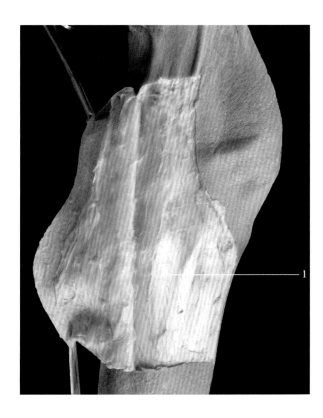

◀ 图2-73 膝关节外侧手术入路切口（三）
Fig. 2-73 Surgical incision of the lateral approach to the knee joint（3）

1. 深筋膜 deep fascia

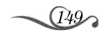

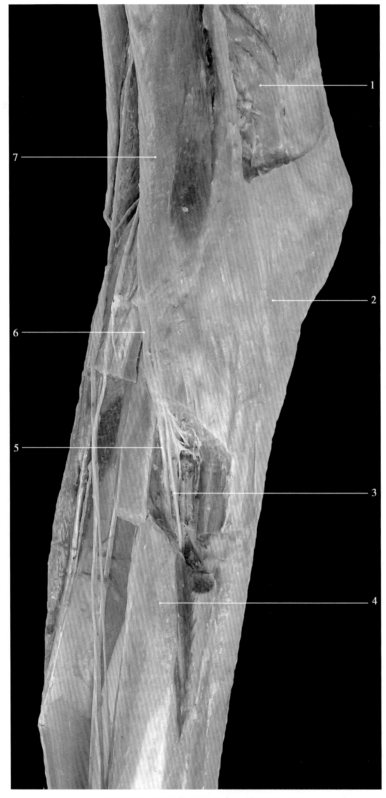

▲ 图2-74 膝关节外侧手术入路切口 ( 四 )
Fig. 2-74 Surgical incision of the laterial approach to the knee joint (4)

1. 股外侧肌 vastus lateralis
2. 髌韧带 patellar ligament
3. 腓浅神经 superficial peroneal nerve
4. 腓骨长肌 peroneus longus
5. 腓深神经 deep peroneal nerve
6. 腓总神经 common peroneal nerve
7. 股二头肌 biceps femors

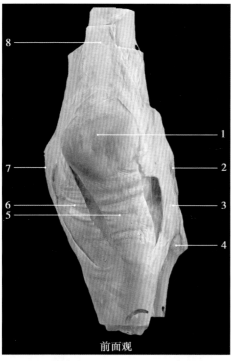

前面观

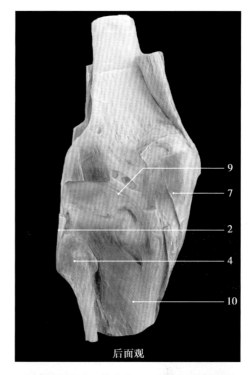

后面观

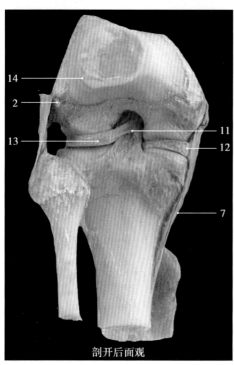

剖开后面观

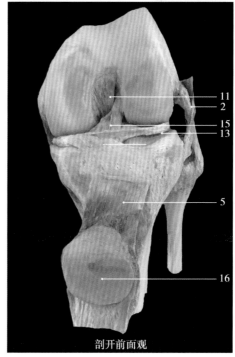

剖开前面观

▲ 图2-75　膝关节
Fig. 2-75　Knee joint

1. 髌骨 patella
2. 腓侧副韧带 fibular collateral ligament
3. 髌外侧支持带 lateral patellar retinaculum
4. 腓骨头 fibular head
5. 髌韧带 patellar ligament
6. 髌内侧支持带 medial patellar retinaculum
7. 胫侧副韧带 tibial collateral ligament
8. 股直肌 rectus femoris

9. 腘斜韧带 oblique popliteal ligament
10. 腘肌 popliteus
11. 后交叉韧带 posterior cruciate ligament
12. 内侧半月板 medial meniscus
13. 外侧半月板 lateral meniscus
14. 股骨外侧髁 lateral condyle of femur
15. 前交叉韧带 anterior cruciate ligament
16. 髌关节面 articular aurface of patella

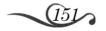

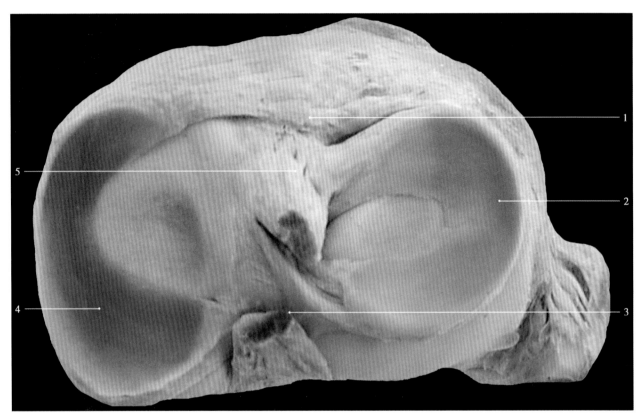

▲ 图2-76 半月板
Fig. 2-76 Meniscus

1. 膝横韧带 transverse ligament of knee
2. 外侧半月板 lateral meniscus
3. 后交叉韧带 posterior cruciate ligament
4. 内侧半月板 medial meniscus
5. 前交叉韧带 anterior cruciate ligament

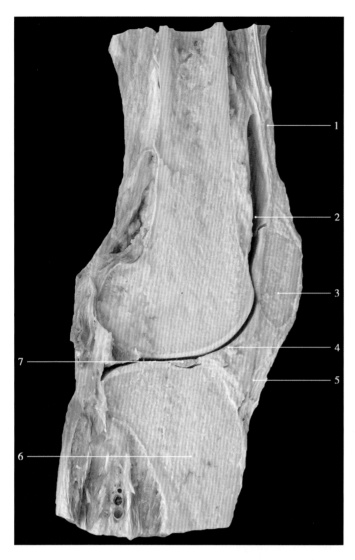

◀ 图 2-77　髌上囊矢状切
Fig. 2-77　Sagittal section of the suprapatellar bursa

1. 股四头肌 quadriceps femoris
2. 髌上囊 suprapatellar bursa
3. 髌骨 patella
4. 翼状襞 alar fold
5. 髌韧带 patellar ligament
6. 胫骨 tibia
7. 前交叉韧带 anterior cruciate ligament

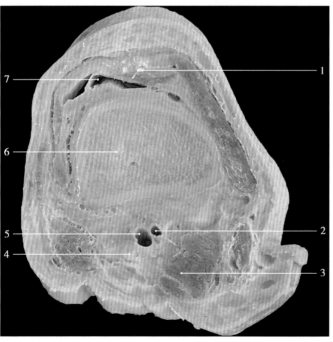

◀ 图 2-78　膝关节水平切示髌上囊
Fig. 2-78　Transverse section of the knee joint to show the supreaptellar bursa

1. 髌韧带 patellar ligament
2. 腘动脉 popliteal artery
3. 腓肠肌外侧头 lateral head of gastrocnemius
4. 胫神经 tibial nerve
5. 腘静脉 popliteal vein
6. 股骨 femur
7. 髌上囊 suprapatellar bursa

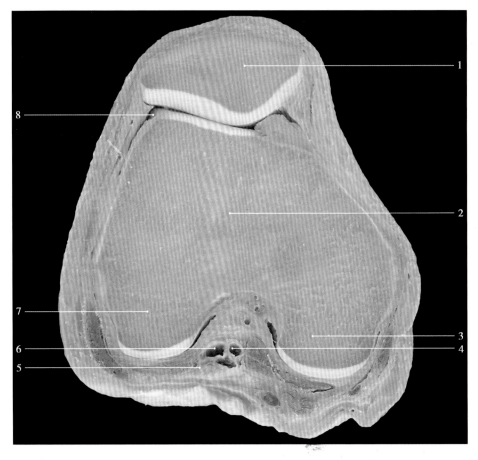

◀ 图 2-79　膝关节水平切面示关节腔
Fig. 2-79　Transverse section of the knee joint to show the articular cavity

1. 髌骨 patella
2. 股骨 femur
3. 外侧髁 lateral condyle
4. 腘动脉 popliteal artery
5. 胫神经 tibial nerve
6. 腘静脉 popliteal vein
7. 内侧髁 medial condyle
8. 关节腔 articular cavity

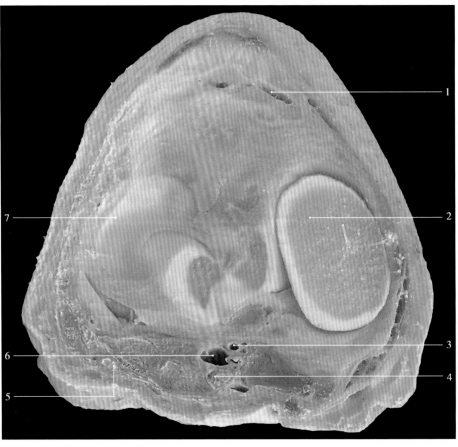

◀ 图 2-80　膝关节水平切面示半月板
Fig. 2-80　Transverse section of the knee joint to show the meniscus

1. 髌上囊 suprapatellar bursa
2. 股骨内侧髁 medial condyle of femur
3. 腘动脉 popliteal artery
4. 胫神经 tibial nerve
5. 腓总神经 common peroneal nerve
6. 腘静脉 popliteal vein
7. 外侧半月板 lateral meniscus

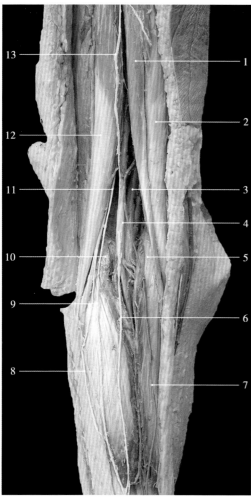

▲ 图 2-81 腘窝内结构（一）

Fig. 2-81 Structures in the popliteal fossa (1)

1. 半腱肌 semitendinosus
2. 半膜肌 semimembranosus
3. 腘静脉 popliteal vein
4. 腘动脉 popliteal artery
5. 腓肠肌内侧头 medial head of gastrocnemius
6. 腓肠内侧皮神经 medial sural cutaneous nerve
7. 小隐静脉 small saphenous vein
8. 腓肠外侧皮神经 lateral sural cutaneous nerve
9. 腓总神经 common peroneal nerve
10. 腓肠肌外侧头 lateral head of gastrocnemius
11. 胫神经 tibial nerve
12. 股二头肌 biceps femoris
13. 股后皮神经 posterior femoral cutaneous nerve

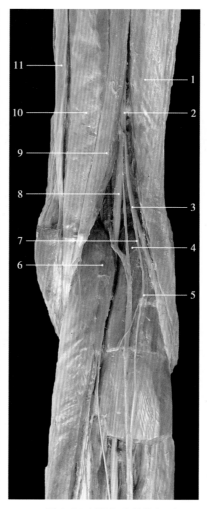

▲ 图 2-82 腘窝内结构（二）

Fig. 2-82 Structures in the popliteal fossa (2)

1. 股二头肌 biceps femoris
2. 坐骨神经 sciatic nerve
3. 腓总神经 common peroneal nerve
4. 腓肠肌外侧头 lateral head of gastrocnemius
5. 腓肠外侧皮神经 lateral sural cutaneous nerve
6. 腓肠肌内侧头 medial head of gastrocnemius
7. 腓肠内侧皮神经 medial sural cutaneous nerve
8. 胫神经 tibial nerve
9. 半腱肌 semitendinosus
10. 半膜肌 semimembranosus
11. 股薄肌 gracilis

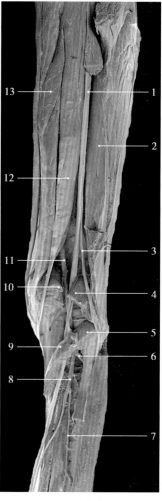

▲ 图 2-83 腘窝内结构（三）

Fig. 2-83 Structures in the popliteal fossa (3)

1. 坐骨神经 sciatic nerve
2. 股二头肌短头 caput breve musculi bicipitis femoris
3. 腓总神经 common peroneal nerve
4. 腓肠肌外侧头 lateral head of gastrocnemius
5. 比目鱼肌 soleus
6. 胫前动脉 anterior tibial artery
7. 腓动脉 fibular artery
8. 胫后动脉 posterior tibial artery
9. 比目鱼肌腱弓 tendinous arch of soleus
10. 腓肠肌内侧头 medial head of gastrocnemius
11. 腘动脉 popliteal artery
12. 半膜肌 semimembranosus
13. 半腱肌 semitendinosus

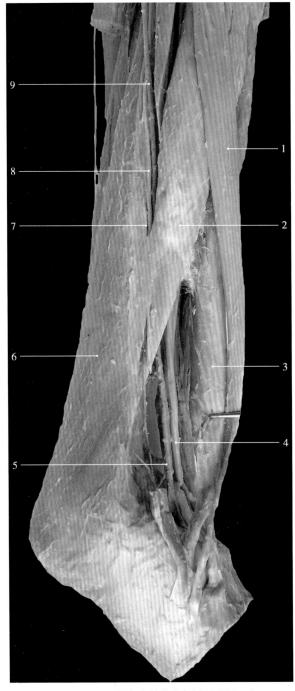

▲ 图2-84 腘窝内结构（内侧面观）（一）
Fig. 2-84 Structures in the popliteal fossa ( medial aspect ) ( 1 )

1. 缝匠肌 Sartorius
2. 大收肌 adductor magnus
3. 半膜肌 semimembranosus
4. 胫神经 tibial nerve
5. 腘动脉 popliteal artery
6. 股内侧肌 vastus medialis
7. 收肌管 adductor canal
8. 隐神经 saphenous nerve
9. 股动脉 femoral artery

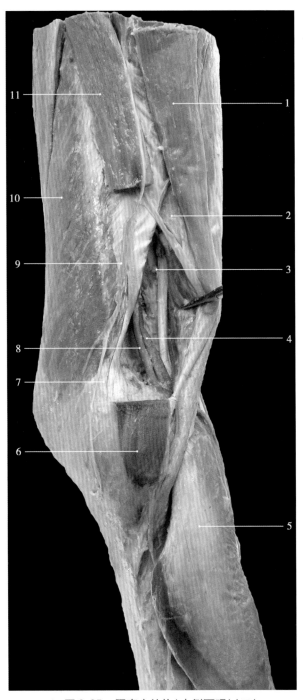

▲ 图2-85 腘窝内结构（内侧面观）（二）
Fig. 2-85 Structures in the popliteal fossa ( medial aspect ) ( 2 )

1. 半腱肌 semitendinosus
2. 半膜肌 semimembranosus
3. 胫神经 tibial nerve
4. 腘静脉 popliteal vein
5. 腓肠肌 gastrocnemius
6. 缝匠肌 sartorius
7. 大收肌肌腱 tendon of adductor magnus
8. 腘动脉 popliteal artery
9. 隐神经 saphenous nerve
10. 股内侧肌 vastus medialis
11. 缝匠肌 sartorius

### 腘窝的应用解剖学要点

腘窝位于膝后部,呈菱形,外上界为股二头肌,内上界为半腱肌半膜肌、缝匠肌、股薄肌,下外界为腓肠肌外侧,下内侧界为腓肠肌内侧头。腘窝的顶是腘筋膜,非常致密。腘窝的底为股骨腘面,腘斜韧带、腘肌及其筋膜。腘窝的内容物有胫神经、腓总神经、腘静脉、腘动脉、小隐静脉、腘淋巴结。

**应用解剖要点:**

1. 腘窝顶部的腘筋膜为大腿深筋膜的一部分,厚而致密,如腘窝化脓感染时,脓液被此筋膜封盖,致使窝内压力增大,患者极为疼痛,应早期切开此筋膜减压排脓。

2. 腓总神经在腘窝上外侧沿股二头肌腱的内缘下行,越过腓肠肌外侧头的后面贴膝关节纤维囊,进而在腓骨头后面绕腓骨颈向下外。因此在腘窝外侧缘手术时,一定要熟知这种解剖关系,防止伤及腓总神经。

腘静脉和腘动脉在窝包在一个鞘内,容易同时受损伤而极易发生腘动脉静脉的动静脉瘘。

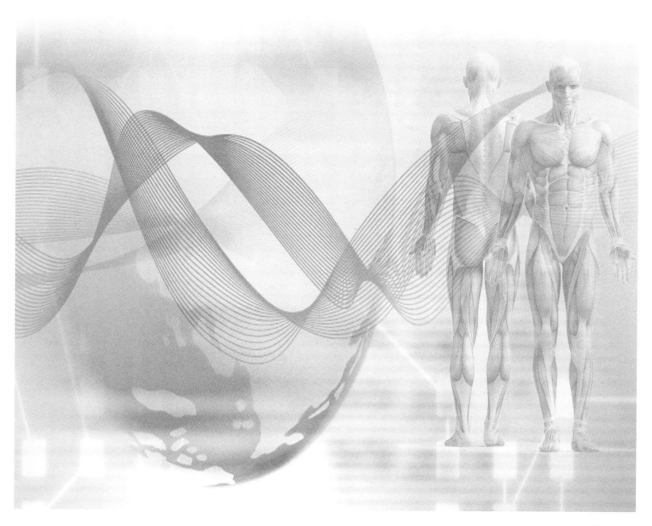

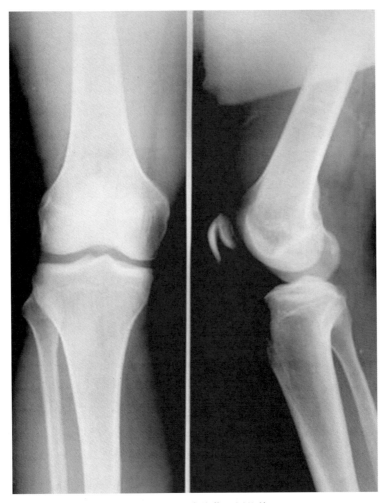

▲ 图 2-86　膝关节正侧位片
Fig. 2-86　AP radiograph of knee joint

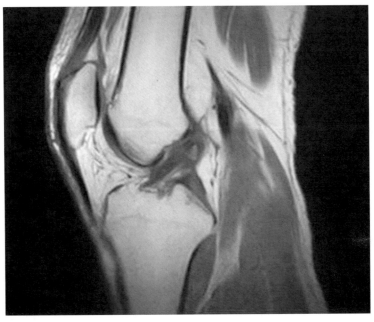

▲ 图 2-87　膝关节 MRI
Fig. 2-87　MRI of knee joint

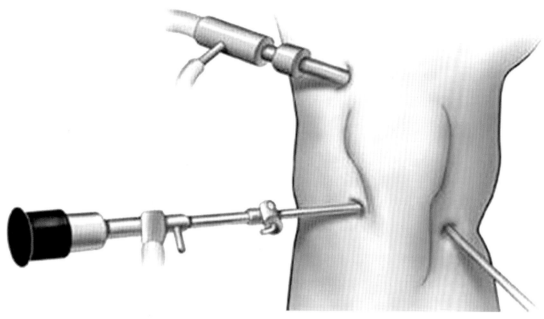

▲ 图 2-88　膝关节镜手术入路示意图
Fig. 2-88　Schematic approach of the knee arthroscopy

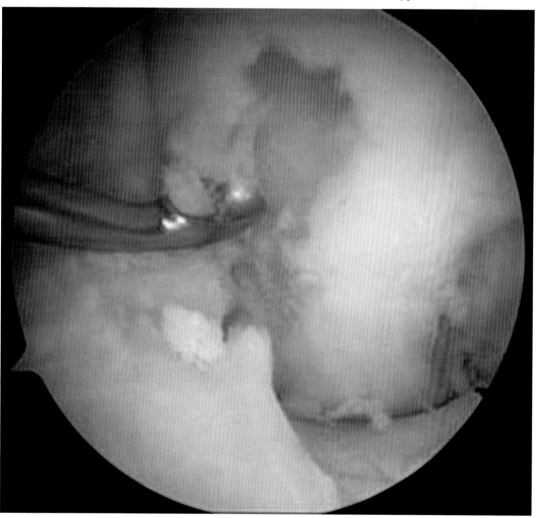

▲ 图 2-89　膝关节镜术中所见：关节面剥脱
Fig. 2-89　Operative field of the knee arthroscopy：stripped articular surface

### 膝关节镜的应用解剖学要点

任何膝关节内的病变均是膝关节镜的手术适应证。目前临床应用膝关节镜主要治疗急性膝关节损伤、机械性紊乱或结构性紊乱,膝关节痛和膝关节炎等。

1. 膝关节腔扩张　在进行关节镜检查前需要先注入生理盐水以扩张膝关节腔以减少关节镜伤及关节软骨的机会。操作时,患者应屈膝,在髌韧带的外侧,距外侧胫骨平台一横指处插入注射针。在慢慢伸膝时注射针穿过纤维关节囊、脂肪垫、滑膜,沿髌骨下插入股骨的髁间滑车沟。向两侧面滑动针端,确保其在关节内活动自如,然后再注入生理盐水充分扩张股四头肌滑膜囊。

2. 切口的选择　患者屈膝,在髌韧带的内缘和外缘,距相应胫骨平台一横指部位各用刀片各刺一6mm 大小的切口,逐层刺入,通过纤维关节囊后旋转刀片,再轻轻刺透脂肪垫和滑膜。

3. 膝关节镜检查　通常将膝关节分成四个检查间室,髌上囊、内侧间室、髁间切迹和外侧间室。必要时,还要检查内、外沟,后内侧和后外侧间室。

4. 关节镜检查的主要入路

(1) 前外侧入路:常用,切口在髌韧带外侧 1.0cm,外侧半月板前角上方。

(2) 前内侧入路:切口应在内侧半月板上方 1.0cm,尽量靠近髌韧带。

(3) 髌上外侧入路:穿刺点在髌骨上方,滑膜囊的任何位置,常选在股直肌外侧缘髌骨外上角上缘1 ~ 2cm 处。

**应用解剖要点:**

1. 操作者应掌握膝关节周围的解剖结构　由内向外依次为:①隐神经、②大隐静脉、③胫侧副韧带、④胫神经、⑤腘动脉、⑥腘静脉、⑦腓总神经、⑧腓侧副韧带。

2. 操作者要熟知膝关节腔内诸结构的名称、位置和形态　内、外侧半月板、髁间隆起、前、后交叉韧带、脂肪垫、髌上囊等。

## 第五节　小腿中段手术应用解剖

胫骨和腓骨长度大致相当,胫骨较大,承受行走时的大部分应力,有一个宽广而且容易触及的皮下面,腓骨较细,在踝关节稳定上起重要作用,除其末端外,周围都由肌肉包绕。胫骨主要有3种手术入路,前侧入路应用最多,因为这一入路容易达到骨的皮下面。前外侧和后外侧入路较少应用。腓骨近端的手术入路比胫骨复杂,因为它骨质深在,上1/3有腓总神经缠绕。胫骨干骨折大部分是通过植入髓内钉来治疗,可以通过近端劈开髌腱或髌上囊入路实施手术。

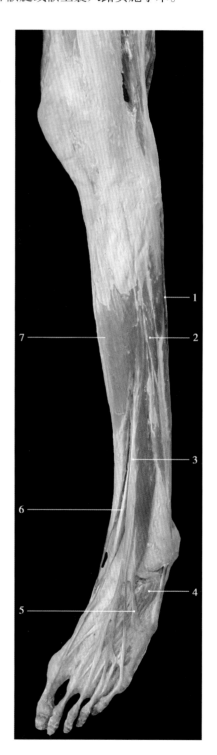

◀ 图 2-90　小腿前外侧肌群
Fig. 2-90　Muscles of the anteriolateral region of the leg

1. 腓骨长肌 peroneus longus
2. 腓骨短肌 peroneus brevis
3. 趾长伸肌 extensor digitorum longus
4. 趾短伸肌 extensor digitorum
5. 第三腓骨肌 peroneus tertius
6. 拇长伸肌 extensor hallucis longus
7. 胫骨前肌 tibialis anterior

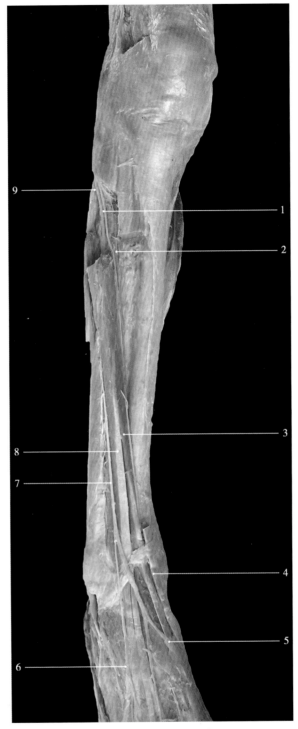

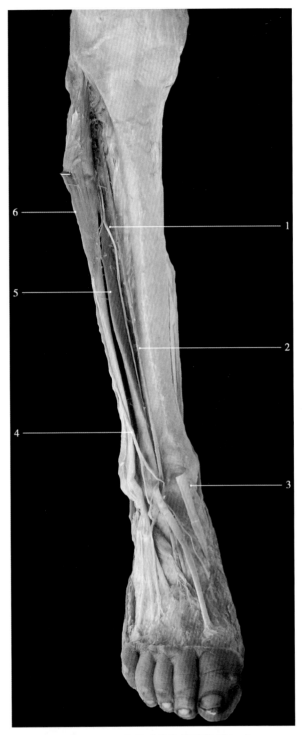

▲ 图 2-91　胫前动脉和腓深神经（一）
Fig. 2-91　Anterior tibial artery and deep peroneal nerve (1)

1. 腓深神经 deep peroneal nerve
2. 胫前动脉 anterior tibial artery
3. 蹈长伸肌 extensor hallucis longus
4. 胫骨前肌肌腱 tendon of tibialis anterior
5. 足背内侧皮神经 medial dorsal cutaneous nerve of foot
6. 足背外侧皮神经 lateral dorsal cutaneous nerve of foot
7. 腓浅神经 superficial peroneal nerve
8. 趾长伸肌 extensor digitorum longus
9. 腓总神经 common peroneal nerve

▲ 图 2-92　胫前动脉和腓深神经（二）
Fig. 2-92　Anterior tibial artery and deep peroneal nerve (2)

1. 腓深神经 deep peroneal nerve
2. 胫前动脉 anterior tibial artery
3. 胫骨前肌腱 tendon of tibialis anterior
4. 腓浅神经 superficial peroneal nerve
5. 蹈长伸肌 extensor hallucis longus
6. 趾长伸肌 extensor digitorum longus

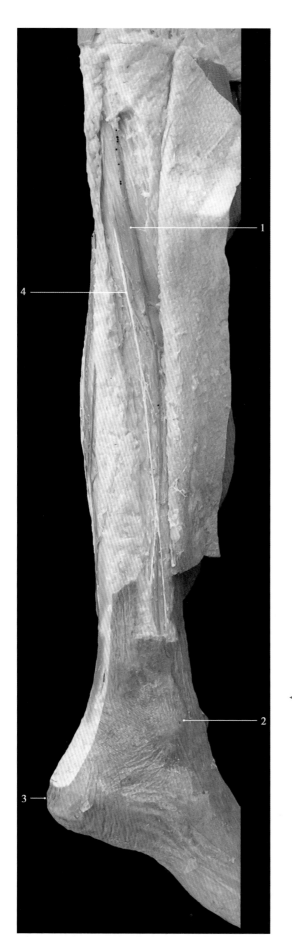

◀ 图 2-93 隐神经
Fig. 2-93 Saphenous nerve

1. 大隐静脉 great saphenous vein
2. 内踝 medial malleolus
3. 足跟 heel
4. 隐神经 saphenous nerve

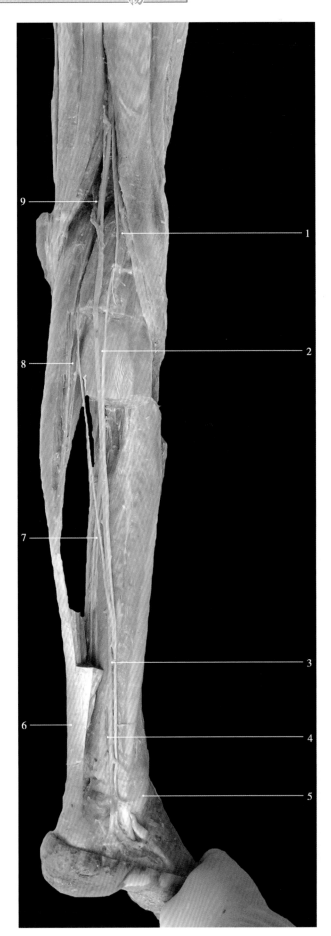

图 2-94 腓肠神经与小隐静脉
Fig. 2-94 Sural nerve and small saphenous vein

1. 腓总神经 common peroneal nerve
2. 腓肠外侧皮神经 lateral sural cutaneous nerve
3. 腓肠神经 sural nerve
4. 小隐静脉 small saphenous vein
5. 外踝 lateral malleolus
6. 跟腱 tendo calcaneus
7. 腓肠神经吻合支 ramus anastomoticus of sural nerve
8. 腓肠内侧皮神经 medial sural cutaneous nerve
9. 胫神经 tibial nerve

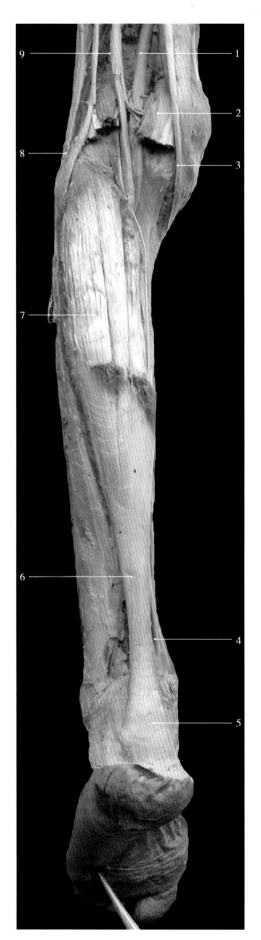

◀ 图2-95 比目鱼肌
Fig. 2-95 Soleus

1. 腘动脉 popliteal artery
2. 肠肌内侧头 medial head of gastrocnemius
3. 半腱肌 semitendinosus
4. 胫骨后肌腱 tendon of tibialis posterior
5. 跟骨 calcaneus
6. 跟腱 tendo calcaneus
7. 比目鱼肌 soleus
8. 腓总神经 common peroneal nerve
9. 胫神经 tibial nerve

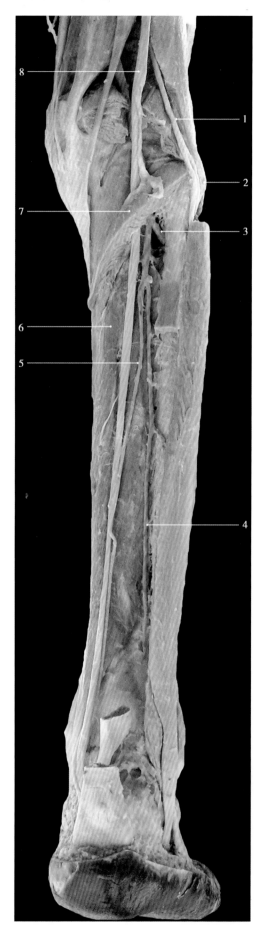

◀ 图 2-96 腓动脉
Fig. 2-96 Fibular artery

1. 腓总神经 common peroneal nerve
2. 腓骨头 fibular head
3. 胫前动脉 anterior tibial artery
4. 腓动脉 fibular artery
5. 胫后动脉 posterior tibial artery
6. 胫骨后肌 tibialis posterior
7. 比目鱼腱弓 tendinous arch of soleus
8. 胫神经 tibial nerve

# 第六节　足与踝的手术应用解剖

　　踝关节和足的手术入路相对直接,所要显露的骨和关节位置比较表浅。手术最常见的并发症是伤口问题,因此,术前评估足部的感觉和循环十分重要。手术时应尽可能保留皮瓣的厚度,避免用力牵拉。对于同样的显露,长的切口需要的牵拉力量要小,因此长切口通常比短切口更安全。

　　踝关节的前方入路常用于关节融合术,可以清楚地显露踝关节的前室;内踝入路也是经常使用到的,此切口可显露骨折患者的胫骨远端;延长的踝关节内侧入路也可以显露胫骨远端,但是需要截骨;踝关节的后内侧入路可以显露此区域的软组织,常用于软组织的手术(畸形足的治疗等);踝关节的后外侧入路对于显露踝关节后方和距下关节的后关节面有一定限度;踝关节的前外侧入路可以较好地显露踝和后足的关节;后足的外侧入路和距跟关节的后外侧入路可以在后足各关节的手术中使用。

　　在骨科临床工作中,中跗部位的手术不是很常见,它一般是用于为某一病变所设计的特殊手术方法;第1跖趾关节的背侧和背内侧入路用于蹈外翻手术;第2、3、4和5跖趾关节的背侧入路可以安全地显露这些关节;趾蹼的背侧入路可以在 Morton 神经瘤等几种疾病的手术中使用,也可以在跖趾关节的手术中使用。

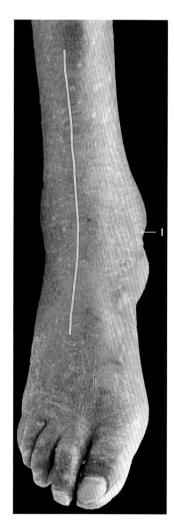 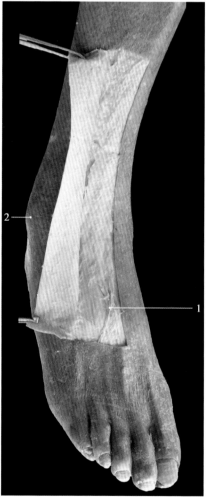 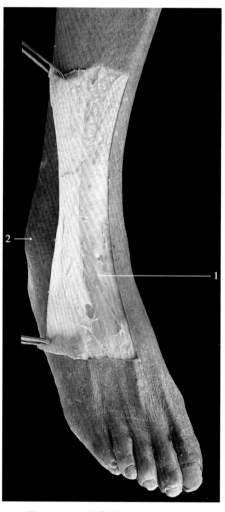

▲ 图 2-97　踝关节前手术入路切口(一)
Fig. 2-97　Surgical incision of the anterior approach to the ankle joint(1)

　　1. 内踝 medial malleolus

▲ 图 2-98　踝关节前手术入路切口(二)
Fig. 2-98　Surgical incision of the anterior approach to the ankle joint(2)

　　1. 足背动脉 dorsal artery of foot
　　2. 外踝 lateral malleolus

▲ 图 2-99　踝关节前手术入路切口(三)
Fig. 2-99　Surgical incision of the anterior approach to the ankle joint(3)

　　1. 外踝 lateral malleolus
　　2. 足背内侧皮神经 medial dorsal cutaneous nerve of foot

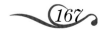

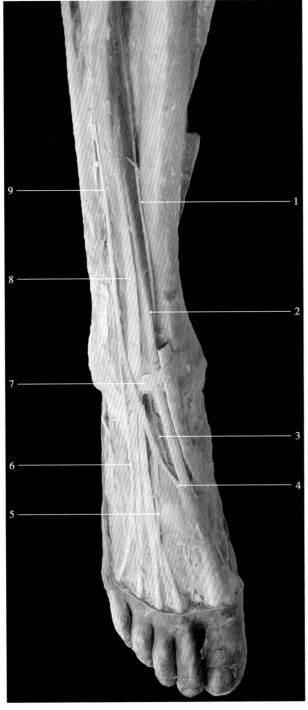

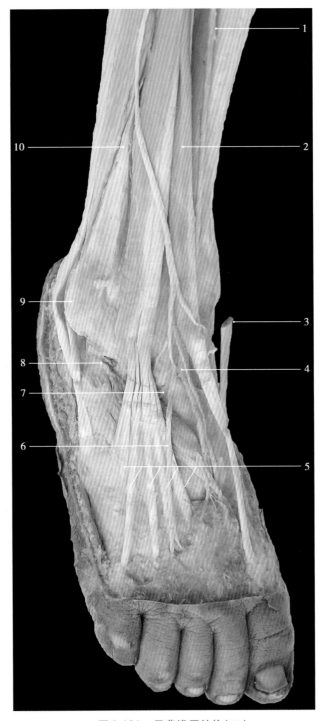

▲ 图 2-100　足背浅层结构（一）

Fig. 2-100　Superficial structures of the dorsum of foot (1)

1. 腓深神经 deep peroneal nerve
2. 踇长伸肌腱 extensor hallucis longus tendon
3. 足背动脉 dorsal artery of foot
4. 足背内侧皮神经 medial dorsal cutaneous nerve of foot
5. 足背中间皮神经 intermediate dorsal cutaneous nerve of foot
6. 足背外侧皮神经 lateral dorsal cutaneous nerve of foot
7. 伸肌支持带 extensor retinaculum
8. 趾长伸肌肌腱 tendon of extensor digitorum longus
9. 腓浅神经 superficial peroneal nerve

▲ 图 2-101　足背浅层结构（二）

Fig. 2-101　Superficial structures of dorsum of foot (2)

1. 胫前动脉 anterior tibial artery
2. 踇长伸肌 extensor hallucislongus
3. 胫骨前肌肌腱 tendon of tibialis anterior
4. 足背动脉 dorsal artery of foot
5. 趾长伸肌肌腱 tendons of extensor digitorumlongus
6. 足背中间皮神经 intermediate dorsal cutaneous nerve of foot
7. 跗外侧动脉 lateral tarsal artery
8. 趾短伸肌 extensor digitorum brevis
9. 外踝 lateral malleolus
10. 腓骨短肌 peroneus brevis

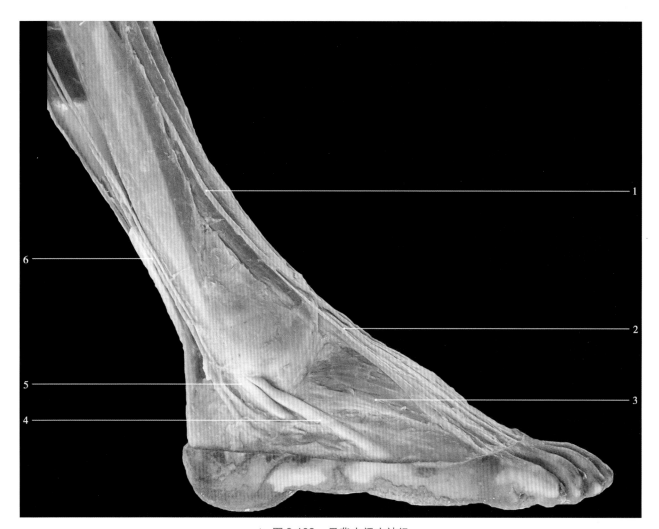

▲ 图2-102 足背中间皮神经

Fig. 2-102　The intermediate dorsal cutaneous nerve of foot

1. 腓浅神经 superficial peroneal nerve
2. 足背中间皮神经 intermediate dorsal cutaneous nerve of foot
3. 足背短肌 short muscles of dorsum of foot
4. 腓骨短肌腱 tendon of peroneus brevis
5. 腓骨长肌腱 tendon of peroneus longus
6. 腓肠神经 sural nerve

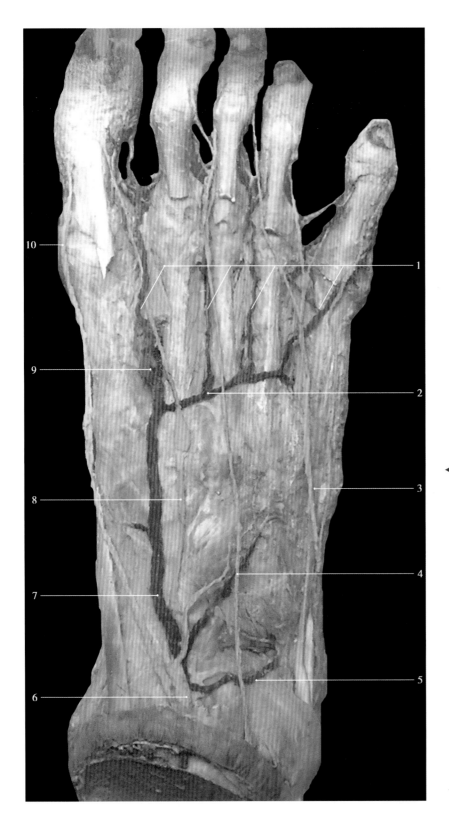

◀ 图 2-103　足背动脉弓
Fig. 2-103　Dorsal arterial arch of foot

1. 跖背动脉 dorsal metatarsal arteries
2. 弓状动脉 arcuate artery
3. 足背外侧皮神经 lateral dorsal cutaneous nerve of foot
4. 足背中间皮神经 intermediate dorsal cutaneous nerve of foot
5. 跗外侧动脉 lateral tarsal artery
6. 腓深神经 deep peroneal nerve
7. 足背动脉 dorsal artery of foot
8. 趾背神经 dorsal digital nerves of foot
9. 足底深动脉 deep plantar artery
10. 足背内侧皮神经 medial dorsal cutaneous nerve of foot

### 足背静脉弓的应用解剖学要点

手外伤,特别是手掌部外伤因手掌部血管形态上的特殊性,掌浅弓、掌深弓而给创伤的修复带来难度,特别是难以找到形态相似的移植体。足背静脉弓在形态上与手掌动脉弓有很多相似之处,因此足背静脉弓是替代手掌动脉弓的首选移植体。

**应用解剖要点:**

足背静脉弓长 38.2mm,大隐静脉足背段的长度(外内踝尖到弓内侧与第 1 跖背静脉汇入处之间的距离)为 85.9mm,近内踝处外径为 3.25mm,近弓处的外径为 2.32mm。小隐静脉足背段的长度(为外踝尖到弓与第 4 跖背静脉汇入处之间的距离)为 92.7mm,近外踝处的外径为 2.07mm,近弓处的外径为 1.87mm。弓自内侧至外常有 4 条跖背静脉汇入。第 1 跖背静脉行第 1、2 跖骨之间,出现率为 78.5%,汇入弓处静脉的出现率为 70%,多数为双瓣。第 2 跖背静脉行 2、3 跖骨之间,出现率为 71.4%;汇入处的静脉瓣的出现率为 53.3%;多数为双瓣。第 3 跖背静脉行于 3、4 跖骨间,出现率为 81%;汇入处静脉瓣的出现率为 85%。第 4 跖背静脉行 4、5 跖骨之间,出现率为 86%;汇入处静脉瓣的出现率为 78%,以单瓣者居多。

作为足背静脉弓的移植修复手掌动脉弓(静脉动脉化),弓上的属支与手掌动脉弓的分支数相同,是手术方便之处,但跖背静脉汇入弓处普遍有瓣膜存在,尤其双瓣对血流阻碍作用较大,应引起临床应用时注意。

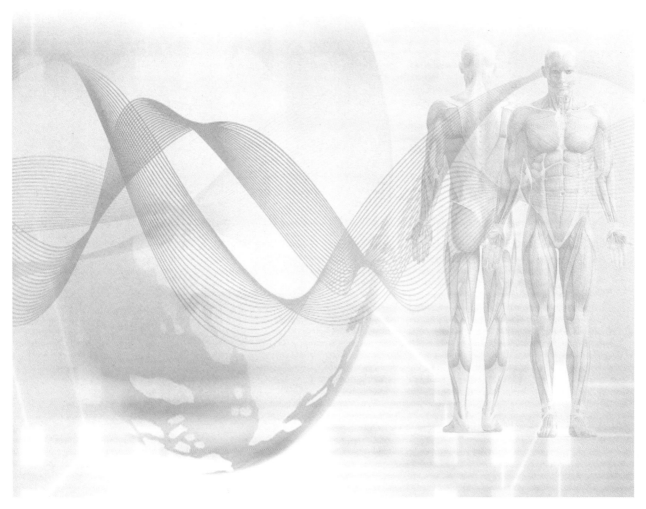

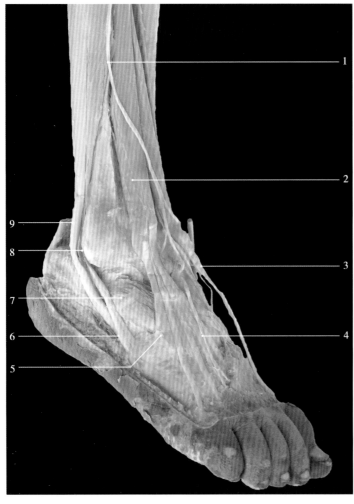

▲ 图 2-104　足背短肌

Fig. 2-104　Short muscles of the dorsum of foot

1. 腓浅神经 superficial peroneal nerve
2. 趾长伸肌 extensor digitorumlongus
3. 踇长伸肌腱 extensor hallucislongus tendon
4. 足背中间皮神经 intermediate dorsal cutaneous nerve of foot
5. 第 3 腓骨肌 peroneus tertius
6. 腓骨短肌 peroneus brevis
7. 趾短伸肌 extensor digitorum brevis
8. 外踝 lateral malleolus
9. 腓骨长肌 peroneus longus

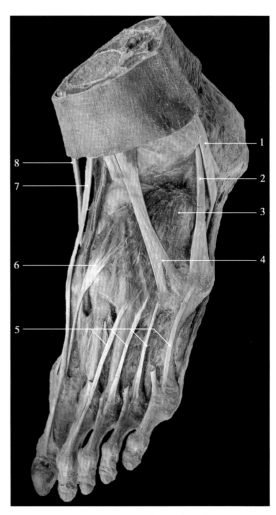

▲ 图 2-105　趾短伸肌、第三腓骨肌

Fig. 2-105　Extensor digitorum brevis and pero- neus tertius

1. 腓骨长肌 peroneus longus
2. 腓骨短肌 peroneus brevis
3. 趾短伸肌 extensor digitorum brevis
4. 第 3 腓骨肌肌腱 tendon of peroneus tertius
5. 趾短伸肌腱 tendons of extensor digitorum brevis
6. 踇短伸肌 extensor hallucis brevis
7. 踇长伸肌 extensor hallucis longus
8. 胫骨前肌 tibialis anterior

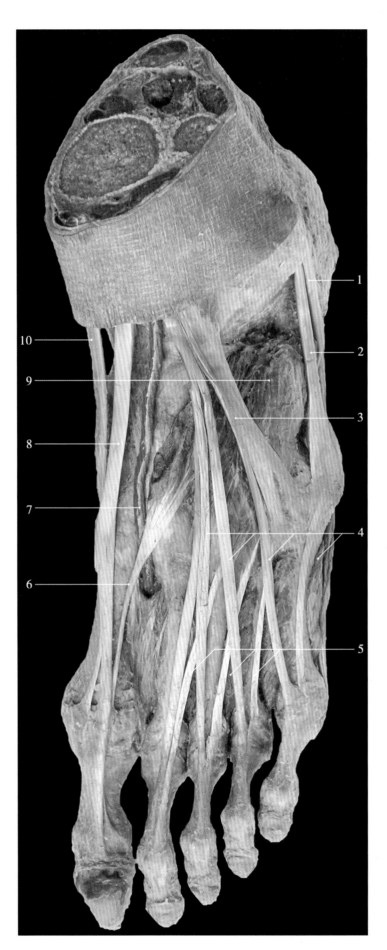

◀ 图 2-106　足背肌腱
Fig. 2-106　Tendons in the dorsum of foot

1. 腓骨长肌腱 tendon of peroneus longus
2. 腓骨短肌腱 tendon of peroneus brevis
3. 第三腓骨肌腱 tendon of peroneus tertius
4. 趾长伸肌腱 tendons of extensor digitorumlongus
5. 趾短伸肌腱 tendons of extensor digitorum brevis
6. 踇短伸肌腱 extensor hallucis brevis tendon
7. 足背动脉 dorsal artery of foot
8. 踇长伸肌腱 extensor hallucislongus tendon
9. 趾短伸肌 extensor digitorum brevis
10. 胫骨前肌腱 tendon of tibialis anterior

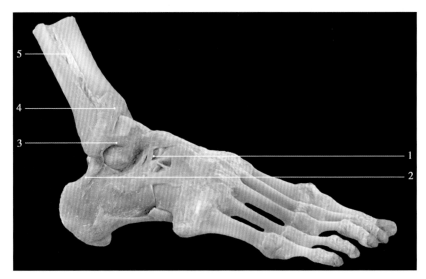

▲ 图 2-107　踝关节周围韧带
Fig. 2-107　Ligaments around the ankle joint

1. 分歧韧带 bifurcated ligament
2. 跟腓韧带 calcaneofibular ligament
3. 距腓前韧带 anterior talofibular ligament
4. 胫腓前韧带 anterior tibiofibular
5. 小腿骨间膜 crural interosseous membrane

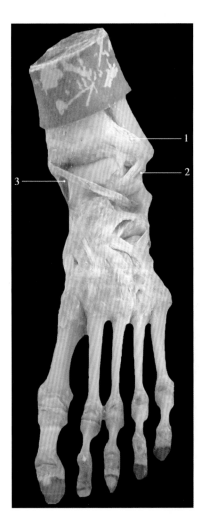

◀ 图 2-108　足的连结前面观
Fig. 2-108　Anterior aspect of the joints of foot

1. 胫腓前韧带 anterior tibiofibular ligament
2. 腓距前韧带 anterior talofibular ligament
3. 内侧副韧带 medial collateral ligament

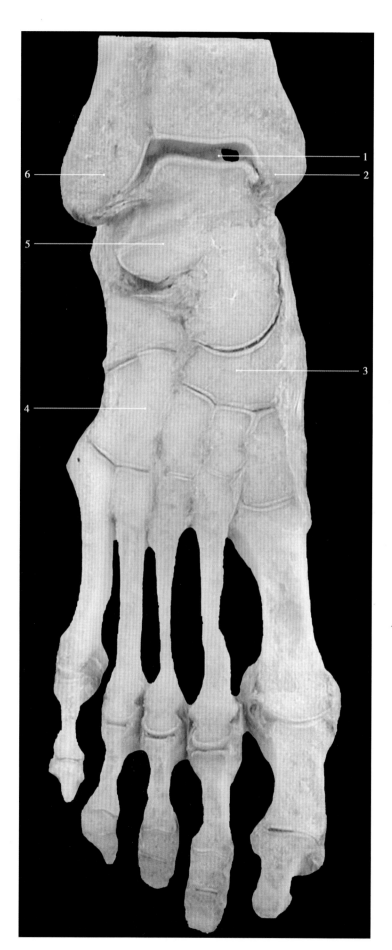

◀ 图 2-109　足的连结水平切面
Fig. 2-109　Horizontal section of the joints of the foot

1. 距小腿关节 talocrural joint
2. 内踝 medial malleous
3. 足舟骨 navicular bone
4. 骰骨 cuboid bone
5. 距骨 talus
6. 外踝 lateral malleolus

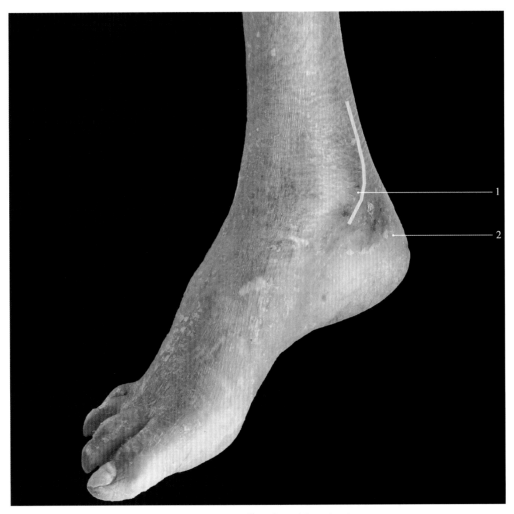

▲ 图 2-110  踝管手术入路切口（一）
Fig. 2-110  Surgical incision approach of the malleolar canal（1）

1. 内踝 medial malleolus    2. 跟骨 calcaneus

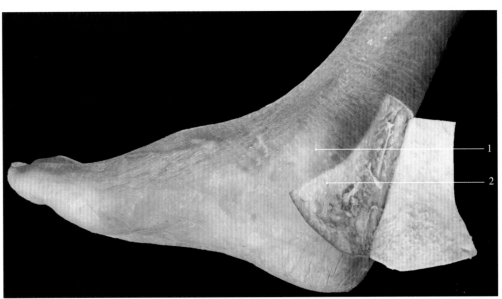

▲ 图 2-111  踝管手术入路切口（二）
Fig. 2-111  Surgical incision approach of the malleolar canal（2）

1. 内踝 medial malleolus    2. 浅筋膜 superficial fascia

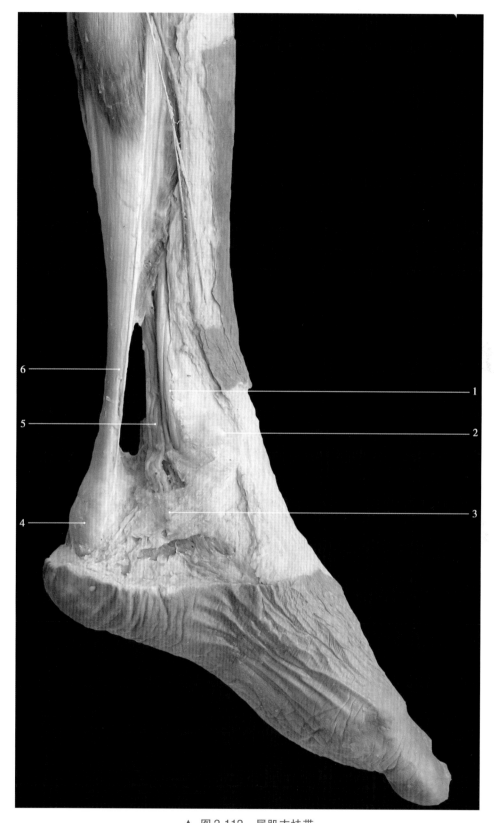

▲ 图2-112　屈肌支持带

Fig. 2-112　Flexor retinaculum

1. 胫骨后肌 tibialis posterior　　　4. 跟骨 calcaneus
2. 内踝 medial malleolus　　　　　5. 胫后动脉 posterior tibial artery
3. 屈肌支持带 flexor retinaculum　6. 跟腱 tendo calcaneus

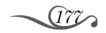

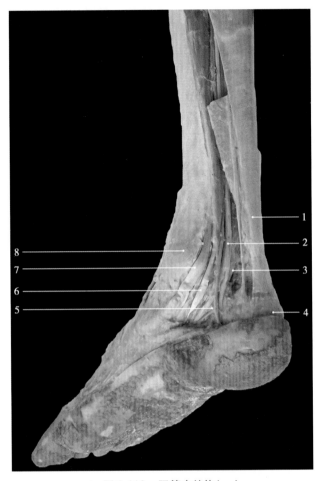

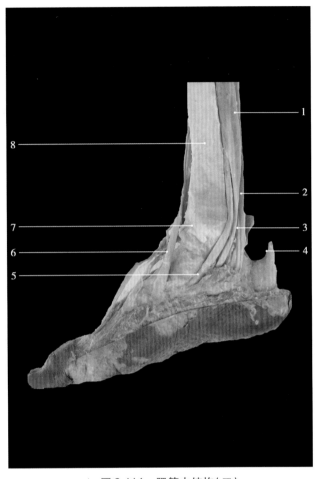

▲ 图 2-113　踝管内结构（一）

Fig. 2-113　Structures passing through the malleolar canal（1）

▲ 图 2-114　踝管内结构（二）

Fig. 2-114　Structures passing through the malleolar canal（2）

1. 跟腱 tendo calcaneus
2. 胫神经 tibial nerve
3. 姆长屈肌 flexor hallucis longus
4. 跟骨 calcaneus
5. 胫后动脉 posterior tibial artery
6. 趾长屈肌 flexor digitorum longus
7. 胫骨后肌 tibialis posterior
8. 内踝 medial malleolus

1. 趾长屈肌 flexor digitorum longus
2. 姆长屈肌 flexor pollicis longus
3. 胫神经 tibial nerve
4. 跟腱 tendo calcaneus
5. 胫骨后肌腱 tendon of tibialis posterior
6. 胫骨前肌腱 tendon of tibialis anterior
7. 内踝 medial malleolus
8. 胫骨 tibia

## 踝管内胫神经阻滞术的应用解剖学要点

踝管由内踝和跟骨及两者之间相连的分裂韧带而围成。踝管内由前向后分别有胫骨后肌腱、趾长屈肌腱、胫神经、胫后动脉、胫后神经和姆长屈肌腱等通过。

**应用解剖要点：**

胫神经踝部阻滞进针点常选在：跟腱与内踝间连线的上方 1.0cm 处。进针的层次为：皮肤-浅筋膜-深筋膜-分裂韧带-踝管-胫神经。

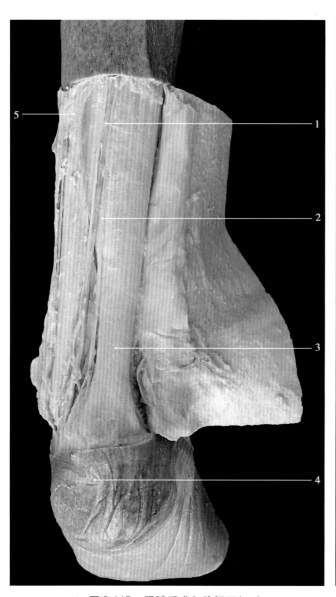

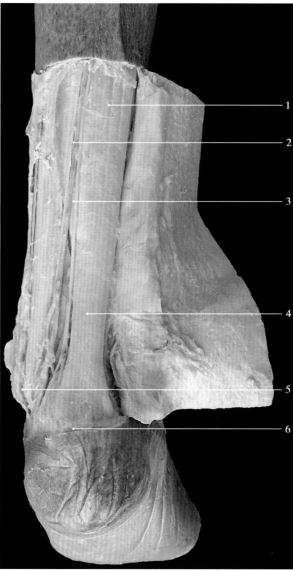

▲ 图 2-115　跟腱手术入路切口（一）

Fig. 2-115　Surgical incision approach of the tendo calcaneus(1)

1. 小隐静脉 small saphenous vein
2. 腓肠神经 sural nerve
3. 跟腱 tendo calcaneus
4. 跟骨 calcaneus
5. 浅筋膜 superficial fascia

▲ 图 2-116　跟腱手术入路切口（二）

Fig. 2-116　Surgical incision approach of the tendo calcaneus (2)

1. 腓肠肌 gastrocnemius
2. 小隐静脉 small saphenous vein
3. 腓肠神经 sural nerve
4. 跟腱 tendo calcaneus
5. 外踝 lateral malleolus
6. 跟骨 calcaneus

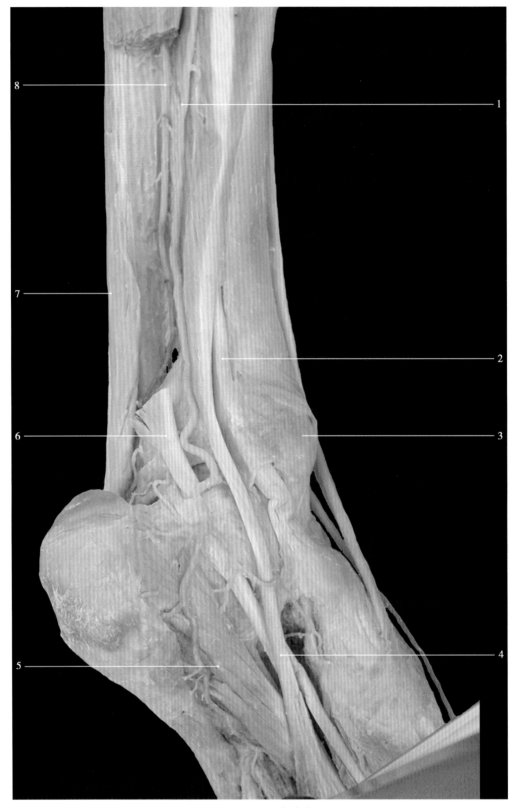

▲ 图2-117 足底腱交叉
Fig. 2-117 Tendinous chiasma in the sole of foot

1. 胫后动脉 posterior tibial artery
2. 胫骨后肌 tibialis posterior
3. 内踝 medial malleolus
4. 腱交叉 tendinous chiasma
5. 足底方肌 quadratus plantae
6. 踇长屈肌 flexor hallucis longus
7. 腓骨长肌 peroneus longus
8. 腓动脉 fibular artery

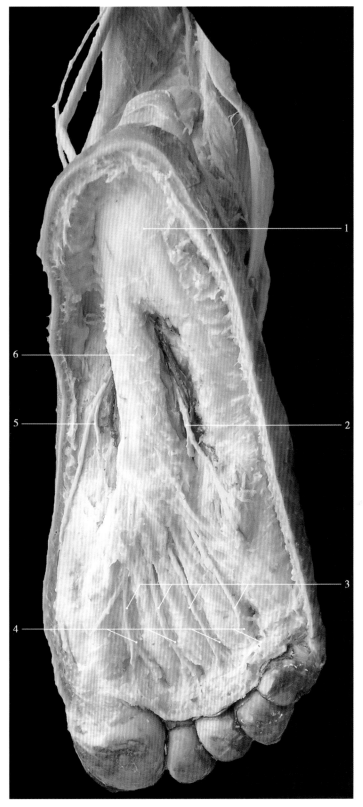

▲ 图 2-118　跖腱膜
Fig. 2-118　Plantar fascia

1. 跟结节 tuberosity of calcaneus
2. 足底外侧神经 lateral plantar nerve
3. 趾足底总神经 common plantar digital nerves
4. 趾足底固有神经 proper plantar digital nerves
5. 足底内侧神经 medial plantar nerve
6. 跖腱膜 plantar fascia

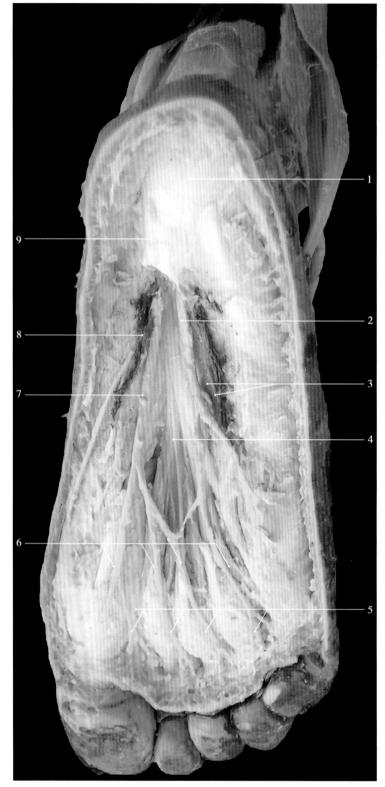

▲ 图2-119　足底神经
Fig. 2-119　Nerves in the dorsum of foot

1. 跟结节 tuberosity of calcaneus
2. 足底外侧神经 lateral plantar nerve
3. 足底外侧动静脉 lateral plantar artery and vein
4. 趾长屈肌腱 flexor digitorum longus tendon
5. 趾足底固有神经 proper plantar digital nerves
6. 趾足底总神经 common plantar digital nerves
7. 足底内侧神经 medial plantar nerve
8. 足底内侧动静脉 medial plantar artery and vein
9. 足底腱膜 plantar aponeurosis

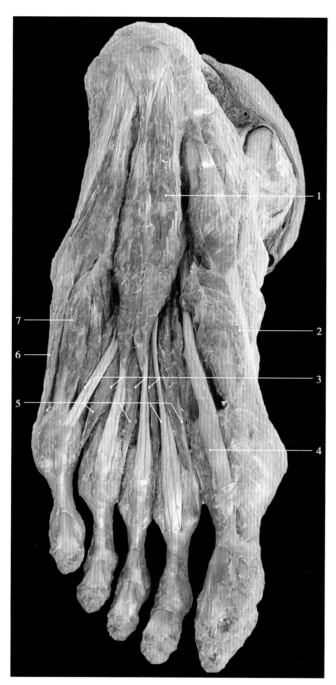

▲ 图 2-120 趾短屈肌
Fig. 2-120 Flexor digitorum brevis

1. 趾短屈肌 flexor digitorum brevis
2. 跛短屈肌 flexor hallucis brevis
3. 趾短屈肌腱 flexor digitorum brevis tendons
4. 跛长屈肌腱 flexor hallucis longus tendon
5. 蚓状肌 lumbricales
6. 小趾展肌 abductor digiti minimi
7. 小趾短屈肌 flexor digiti minimi brevis

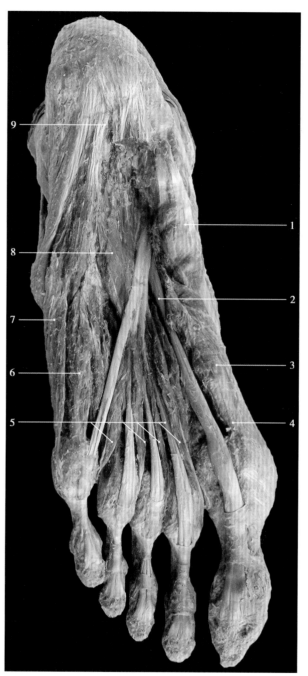

▲ 图 2-121 足底方肌
Fig. 2-121 Quadratus plantae

1. 跛展肌 abductor hallucis
2. 趾长屈肌腱 flexor digitorum longus tendons
3. 跛短展肌 abductor hallucis brevis
4. 跛长屈肌腱 flexor hallucis longus muscle tendon
5. 蚓状肌 lumbricales
6. 小趾短屈肌 flexor digiti minimi brevis
7. 小趾展肌 abductor digiti minimi
8. 足底方肌 quadratus plantae
9. 足底腱膜 plantar aponeurosis

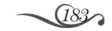

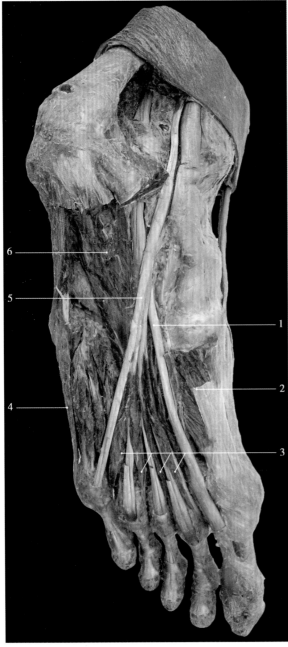

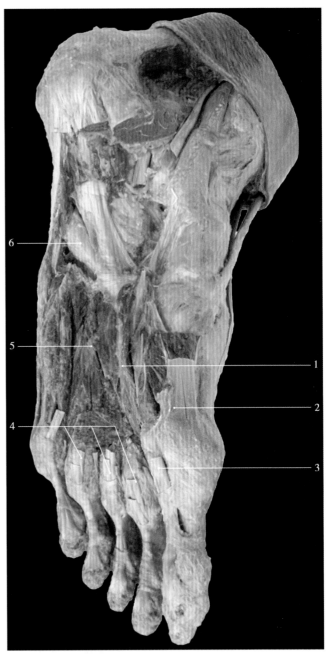

▲ 图 2-122　足底中层肌
Fig. 2-122　Middle layer of the plantar muscles

1. 姆长屈肌腱 flexor hallucis longus muscle tendon
2. 姆短屈肌 flexor hallucis brevis
3. 蚓状肌 lumbricales
4. 小趾展肌 abductor digiti minimi
5. 趾长屈肌 flexor digitorum longus
6. 足底方肌 quadratus plantae

▲ 图 2-123　足底肌深层
Fig. 2-123　Deep layer of the plantar muscles

1. 姆收肌斜头 oblique head of adductor hallucis
2. 姆短屈肌 flexor hallucis brevis
3. 姆长屈肌 flexor hallucislongus
4. 趾长屈肌腱 flexor digitorum longus tendons
5. 骨间足底肌 plantar interossei
6. 腓骨长肌腱 tendon of peroneus longus

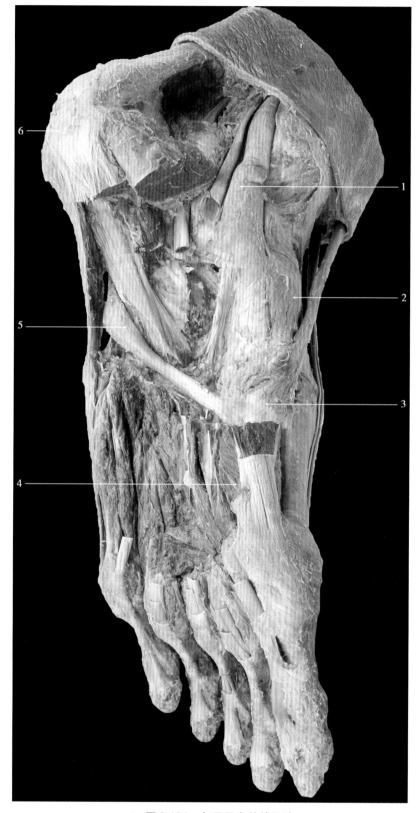

▲ 图 2-124　与足弓有关的肌腱

Fig. 2-124　Tendons related to the instep

1. 胫骨后肌 tibialis posterior
2. 胫骨前肌 tibialis anterior
3. 第 1 楔骨 the first cuneiform bone
4. 姆短屈肌斜头 oblique head of flexor hallucis brevis
5. 腓骨长肌 peroneus longus
6. 跟结节 tuberosity of calcaneus

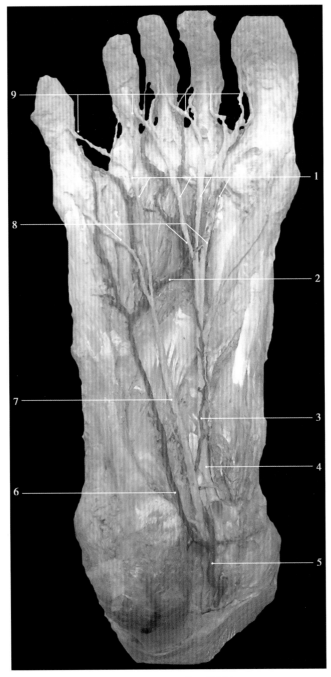

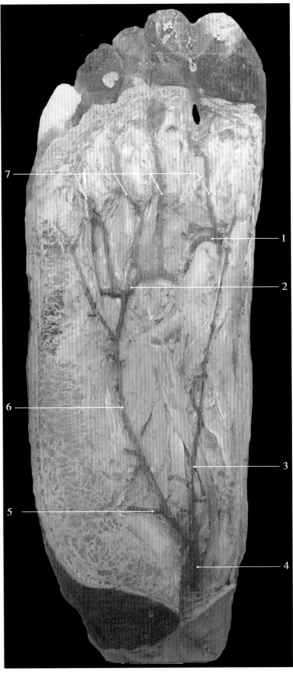

▲ 图2-125　足底血管神经
Fig. 2-125　Blood vessels and nerves of the sole of foot

1. 趾足底总神经 common plantar digital nerves
2. 足底动脉弓 plantar arterial arch
3. 足底动脉弓 plantar arterial arch
4. 足底内侧神经 medial plantar nerve
5. 胫后动脉 posterior tibial artery
6. 足底外侧动脉 lateral plantar artery
7. 足底外侧神经 lateral plantar nerve
8. 趾足底总动脉 common plantar digital arteries
9. 趾足底固有神经 proper plantar digital nerves

▲ 图2-126　足底动脉弓
Fig. 2-126　Plantar arterial arch

1. 足心动脉 plantar metatarsal artery
2. 足底动脉弓 plantar arterial arch
3. 足底内侧动脉 medial plantar artery
4. 胫后动脉 posterior tibial artery
5. 跟支 calcaneal branch
6. 足底外侧动脉 lateral plantar artery
7. 趾足底总动脉 common plantar digital arteries

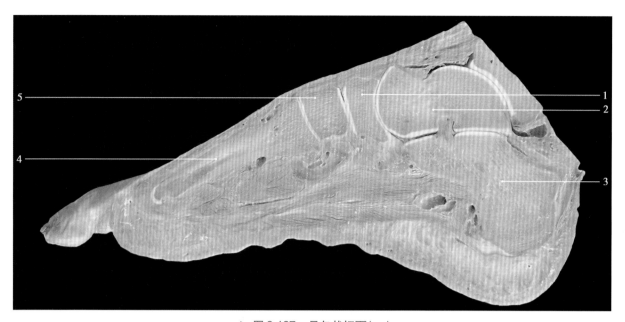

▲ 图2-127 足矢状切面（一）
Fig. 2-127 The sagittal section of the foot（1）

1. 足舟骨 navicular bone
2. 距骨 talus
3. 跟骨 calcaneus
4. 第1跖骨 the first metatarsal bone
5. 内侧楔骨 medial cuneiform bone

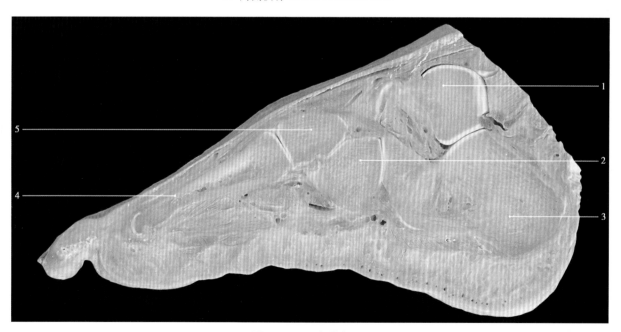

▲ 图2-128 足矢状切面（二）
Fig. 2-128 The sagittal section of the foot（2）

1. 距骨 talus
2. 骰骨 cuboid bone
3. 跟骨 calcaneus
4. 第4跖骨 the fourth metatarsal bone
5. 外侧楔骨 lateral cuneiform bone

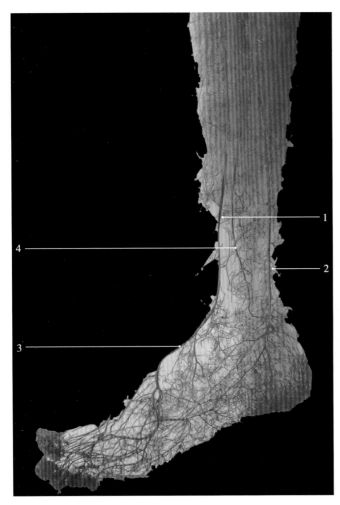

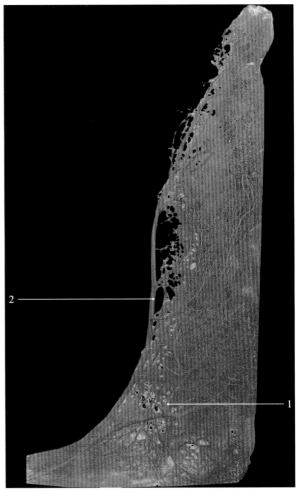

▲ 图 2-129 右足动脉铸型（右侧面观）
Fig. 2-129 Cast of the arteries supplying the right foot ( right aspect)

1. 胫前动脉 anterior tibial artery
2. 胫后动脉 posterior tibial artery
3. 足背动脉 dorsal artery of foot
4. 腓动脉 fibular artery

▲ 图 2-130 足的动脉铸型（外侧面观）
Fig. 2-130 Cast of the arteries supplying the foot ( lateral aspect)

1. 腓动脉 fibular artery
2. 足背动脉 dorsal artery of foot

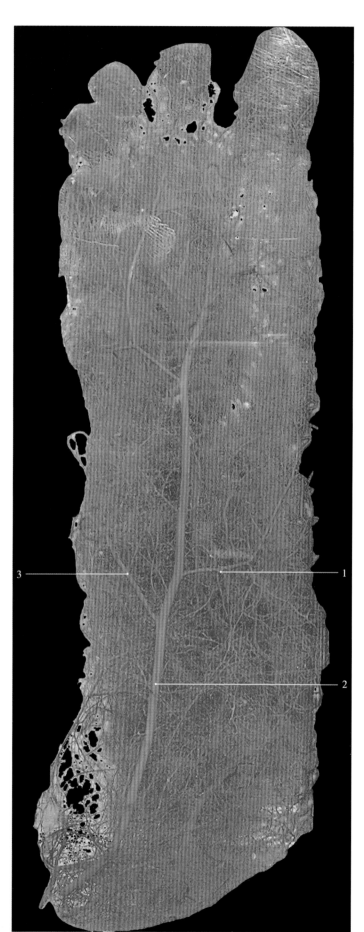

◀ 图 2-131　足的动脉铸型（上面观）

Fig. 2-131　Cast of the arteries supplying the foot（superior aspect）

1. 跗内侧动脉 medial tarsal arteries
2. 足背动脉 dorsal artery of foot
3. 跗外侧动脉 lateral tarsal artery

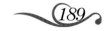

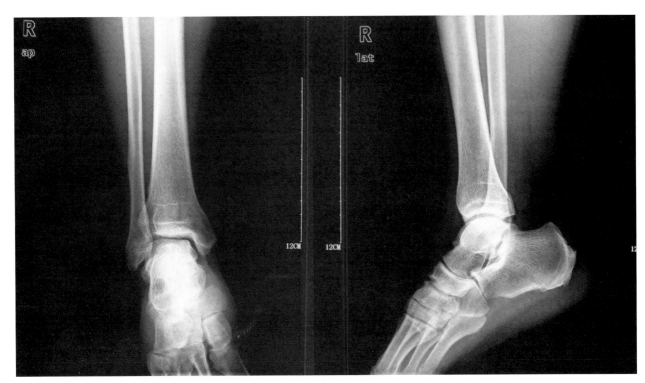

▲ 图 2-132　踝关节正位侧位 X 光片
Fig. 2-132　X-ray films of the ankle joint in the anterior and lateral positions

# 第七节 下肢常用皮瓣、肌(皮)瓣、骨瓣及神经瓣

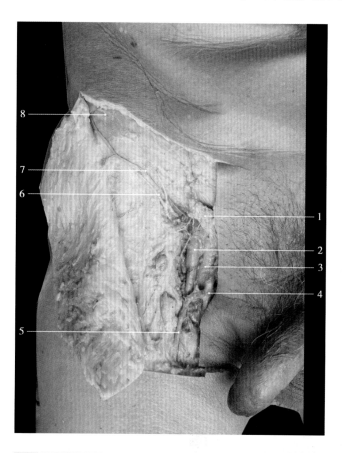

◄ 图 2-133 右侧腹股沟皮瓣
Fig. 2-133 Right groin skin flap

1. 腹股沟淋巴结 inguinal nodes
2. 股动脉 femoral artery
3. 股静脉 femoral vein
4. 大隐静脉 great saphenous vein
5. 股外侧静脉 lateral femoral vein
6. 旋髂浅静脉 superficial iliac circumflex vein
7. 旋髂浅动脉 superficial iliac circumflex artery
8. 髂前上棘 anterior superior iliac spine

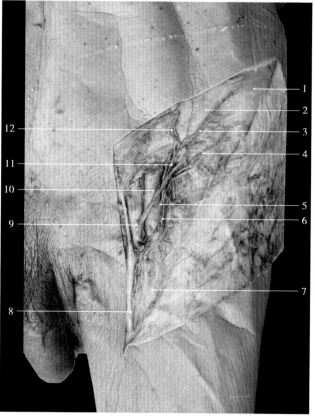

◄ 图 2-134 左侧腹股沟皮瓣
Fig. 2-134 Left groin skin flap

1. 髂前上棘 anterior superior iliac spine
2. 腹股沟韧带 inguinal ligament
3. 旋髂浅静脉 superficial iliac circumflex vein
4. 旋髂浅动脉 superficial iliac circumflex artery
5. 腹壁浅动脉旋髂浅动脉共干 common trunk of superficial abdominal artery and superficial iliac circumflex artery
6. 降支 descending branch
7. 浅筋膜 superficial fascia
8. 股外侧静脉 lateral femoral vein
9. 股静脉 femoral vein
10. 股动脉 femoral artery
11. 腹壁浅静脉 superficial abdominal vein
12. 腹壁浅动脉 superficial abdominal artery

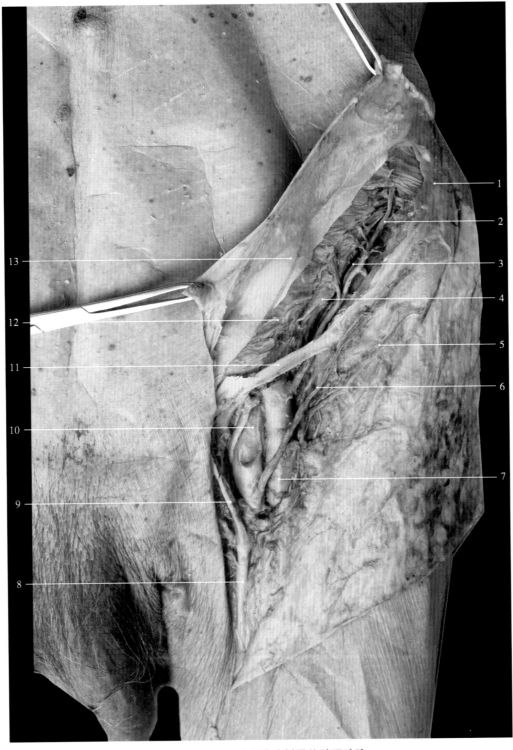

▲ 图 2-135　腹股沟皮瓣及旋髂深动脉
Fig. 2-135　Groin skin flap and deep iliac circumflex artery

1. 髂前上棘 anterior superior iliac spine
2. 旋髂深动脉 deep iliac circumflex artery
3. 旋髂深静脉 deep iliac circumflex vein
4. 腹横肌 transversus abdominis
5. 旋髂浅动脉 superficial iliac circumflex artery
6. 旋髂浅静脉 superficial iliac circumflex vein
7. 股动脉 femoral artery

8. 大隐静脉 great saphenous vein
9. 股外侧静脉 lateral femoral vein
10. 股静脉 femoral vein
11. 腹股沟韧带 inguinal ligament
12. 腹内斜肌 oblique internus abdominis
13. 腹外斜肌腱膜 aponeurosis of external oblique

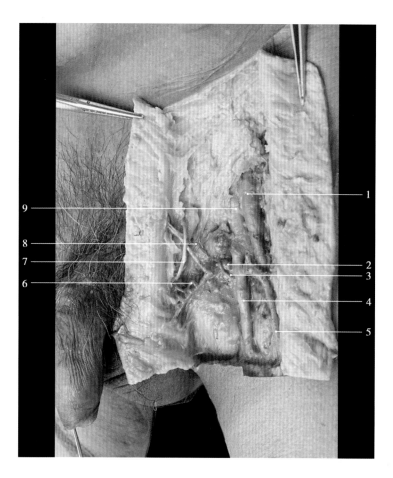

◀ 图 2-136 阴股沟皮瓣（男性）
Fig. 2-136 Vulvar-inguinal skin flap（male）

1. 股动脉 femoral artery
2. 阴部外静脉 external pudendal vein
3. 阴部外动脉 external pudendal artery
4. 大隐静脉 great saphenous vein
5. 股外侧静脉 lateral femoral vein
6. 阴部外动脉降支 descending branch of external pudendal artery
7. 生殖股神经股支 femoral branch of genitocrural nerve
8. 阴部外动脉升支 ascending branch of external pudendal artery
9. 股静脉 femoral vein

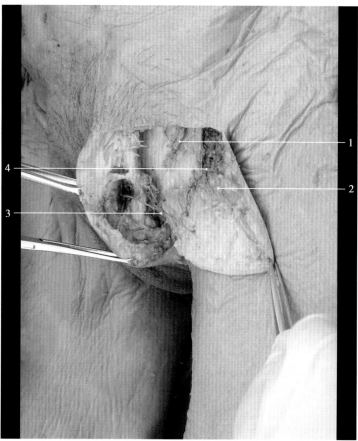

◀ 图 2-137 阴股沟皮瓣
Fig. 2-137 Pudendo-inguinal skin flap

1. 腹壁浅静脉 superficial epigastric vein
2. 阴部外动脉阴唇前支 anterior labial branch of external pudendal artery
3. 阴部外动脉腹股沟支 inguinal branch of external pudendal artery
4. 阴部外动脉 external pudendal artery

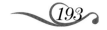

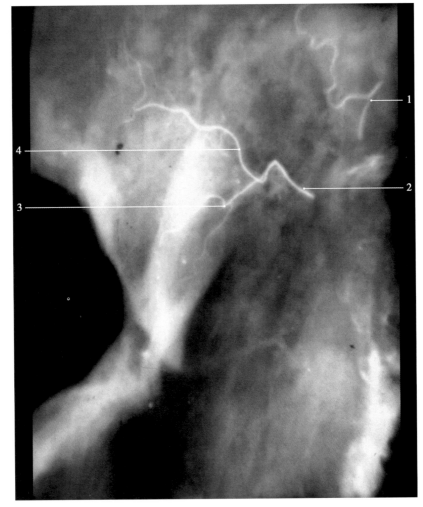

▲ 图2-138 阴股沟皮瓣X光片
Fig. 2-138 X-ray film of the pudendo-inguinal skin flap

1. 腹壁浅动脉 superficial epigastric artery
2. 阴部外动脉 external pudendal artery
3. 阴部外动脉阴囊前支 anterior scrotal branch of external pudendal artery
4. 阴部外动脉腹股沟支 inguinal branch of external pudendal artery

## 阴股沟皮瓣的应用解剖学要点

　　阴股沟皮瓣位于会阴(阴毛区以外)和股内侧之间,该皮瓣薄、质地柔软,皮下组织少,皮脂腺丰富,皮肤湿润,部位隐蔽,供区可一期缝合。阴股沟皮瓣以阴部外动脉、外静脉、髂腹股沟神经或闭孔动脉皮支、旋股内侧动脉皮支为蒂作成阴道,阴茎再造的转移皮瓣或带血管蒂的游离的吻合皮瓣。

　　**应用解剖要点:**

　　阴部外动脉起于股动脉的内侧,多集中在以股动脉起点内侧1.0cm,向下5.0cm处为圆心,半径为1.5cm的圆圈内,或以髂前上棘和耻骨结节为圆心,分别以10.0cm和5.3cm为半径,在股前部画弧所形成的交点为阴部外动脉起点处的体表投影。阴部外动脉发出后,经大隐静脉末端的深面或浅面,向内侧分为升支和降支,升支除分布于外阴部外,主要分布于腹股沟内侧份和耻骨上区,两侧的升支在中线处相吻合。降支发出股支分布于腹股沟区的皮肤,末端进入阴囊前部称为阴囊前动脉,股支与阴囊后动脉或闭孔动脉皮支以及旋股内侧动脉皮支间都有吻合。皮瓣的前中部由阴部外动脉供血,而皮瓣的后部主要由阴部外动脉通过吻合支供血。阴部外动脉起点处的外径为1.0~2.5mm,蒂长2.5~6.0cm。阴部外静脉多数为1支,少数为2支,汇入大隐静脉处的外径为1.5~3.7mm。髂腹股沟神经的皮支在精索与皮下环外侧脚之间浅出皮下环。

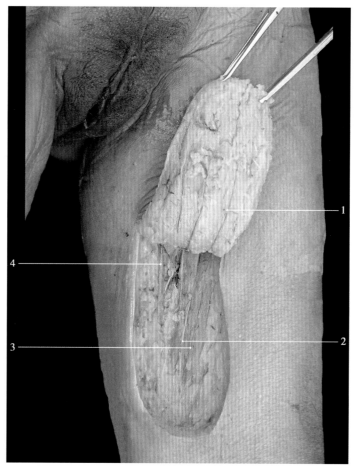

▲ 图 2-139　股内侧皮瓣
Fig. 2-139　Medial femoral skin flap

1. 旋股内侧动脉皮支 cutaneous branches of medial femoral circumflex artery
2. 股前皮神经 anterior femoral cutaneous nerve
3. 股直肌 rectus femoris
4. 大隐静脉 great saphenous vein

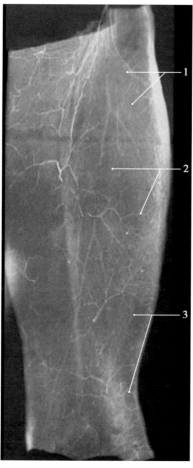

▲ 图 2-140　股内侧皮瓣 X 光片
Fig. 2-140　X-ray film of the medial femoral skin flap

1. 闭孔动脉皮支 cutaneous branches of obturator artery
2. 旋股内侧动脉皮支 cutaneous branches of medial femoral circumflex artery
3. 膝降动脉隐支 saphenous branch of descending genicular artery

## 股内侧皮瓣的应用解剖学要点

股内侧皮瓣区皮肤质地好、部位隐蔽。皮瓣区的营养动脉来自旋股外侧动脉降支发出的皮支,旋股外侧动脉降支外径较粗大,可游离的血管蒂长,是局部转移修复会阴或腹股沟区创面缺损理想的供区之一。

**应用解剖要点:**

股内侧皮瓣供区有从缝匠肌内、外侧穿出的皮血管。这些血管属肌间隙直接皮动脉。缝匠肌内、外缘血管在股前中部较恒定,有一定的长度和外径,皮瓣供区内有恒定的股内侧皮神经和股中间皮神经,是游离皮瓣较理想供区之一,但皮起始和穿出深筋膜的部位高低不一。

从缝匠肌内缘穿出的皮支恒定地发自于股动脉的内侧,出现率为 1～3 支(平均为 1.7 支)。缝匠肌外侧缘皮支起自于股动脉者 60.6%;股深动脉者 33%,出现率为 1～2 支,平均为 1.1 支。股内侧瓣皮支穿深筋膜的位置:内侧缘皮支穿出点距耻骨结节下方 10.1cm。外侧缘皮支穿出点距耻骨结节下方 13.3cm。内侧缘皮支可游离蒂长 3.3cm,起始点外径 1.4mm,穿深筋膜处外径为 0.9mm,多数为一支伴行静脉。外侧缘皮动脉可游离长度为 5.9mm,起始处外径为 2.2mm,穿出深筋膜处外径为 0.9mm,伴行静脉多数为一支。

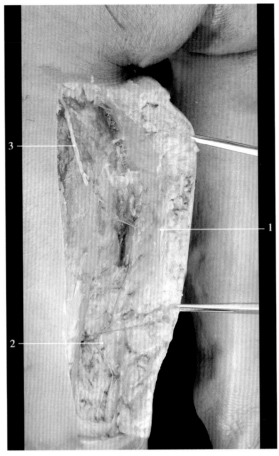

▲ 图2-141　股后皮瓣
Fig. 2-141　Posterior femoral skin flap

1. 第2穿动脉皮支 cutaneous branch of the second perforating artery
2. 第3穿动脉皮支 cutaneous branch of the third perforating artery
3. 股后皮神经 posterior femoral cutaneous nerve

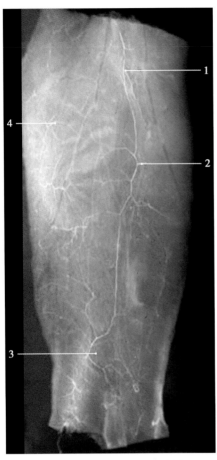

▲ 图2-142　股后皮瓣 X 光片
Fig. 2-142　X-ray film of the posterior femoral skin flap

1. 臀下动脉皮支 cutaneous branches of inferior gluteal artery
2. 第2穿动脉皮支 cutaneous branches of the second perforating artery
3. 腘动脉皮支 cutaneous branches of popliteal artery
4. 闭孔动脉皮支 cutaneous branches of obturator artery

## 股后皮瓣的应用解剖学要点

　　股后皮瓣血供主要来自臀下动脉发出的股后皮支以及股深动脉的穿支,以臀下动脉皮支为蒂的股后皮瓣可向近侧转移以修复骶部、会阴及大转子周围的创面。如以第三穿动脉的皮支为蒂的股后皮瓣可向远侧转移修复膝及其腘窝处的创面。皮瓣区有股后皮神经可供直接吻合。该皮瓣的皮肤及皮下组织较厚,适用于修复皮肤较厚部位的缺损。

　　**应用解剖要点:**

　　臀下动脉发出的皮支,在臀大肌下缘中部浅出,向下行于股后部中间。三支穿动脉在股后部中、下段,经股二头肌与半膜肌、半腱肌间隙浅至皮下,其中第三穿动脉约在股骨内外侧髁连线上方10cm 处起自于股深动脉;在连线上方约7cm 处穿出深筋膜,在浅筋膜内分升支、降支和侧支,升支在浅筋膜潜行较长,与臀下动脉、第1、2穿动脉皮支间有吻合。

　　股后皮神经在股部(臀大肌下缘以下)长度约为121.00mm;在臀大肌下缘的前后径为0.82mm,横径为2.45mm,神经束为3.5 个。股后皮神经主干行于股后正中线内侧10.11mm 者占70% ;行于股后正中线外侧6.01mm 者占18% ,行于线上者为12% 。

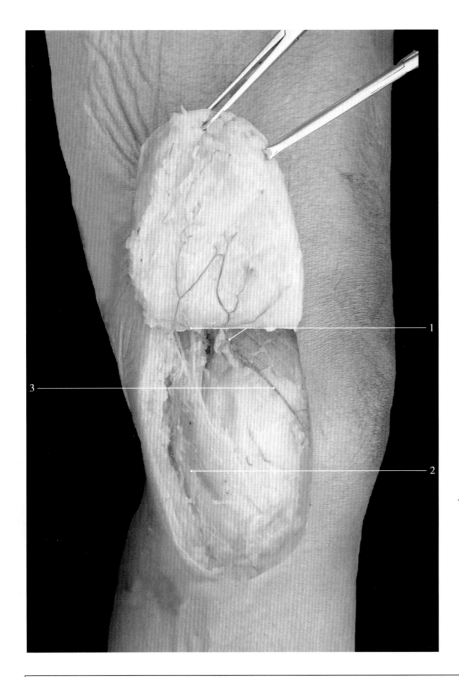

◀ 图 2-143 膝内侧皮瓣
Fig. 2-143 Medial genicular skin flap

1. 膝降动脉隐支 saphenous branch of descending genicular artery
2. 缝匠肌 sartorius
3. 膝降动脉 descending genicular artery

## 膝内侧皮瓣的应用解剖学要点

　　膝内侧皮瓣是以膝降动脉隐支为血供的皮瓣,位于膝关节内侧。膝内侧皮瓣具有供区皮肤质地柔软、血管蒂较长,可切取的皮瓣面积较大,供区隐蔽,带有感觉神经分布的优点。以膝降动脉为蒂局部可转移修复腘窝、膝部及邻近组织的缺损。双腿交叉移植可修复对侧小腿及足部创伤。

　　**应用解剖要点:**

　　膝降动脉在收肌腱裂孔上方起于股动脉,分别发出隐支及关节支。隐支在股内侧中下部穿过缝匠肌深面的收肌腱板与隐神经伴行下降。在股薄肌与缝匠肌之间的行程长约10cm,至膝关节内侧浅出皮下,分布于小腿内侧上部的皮肤。隐神经在膝关节上方与隐动脉伴行,在膝关节下方与大隐静脉伴行。隐静脉和大隐静脉均为膝内侧皮瓣的回流静脉。

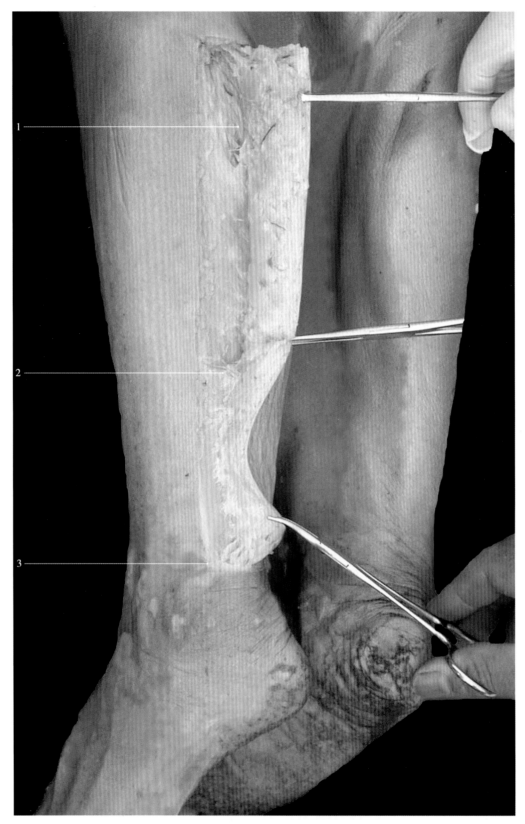

▲ 图 2-144　小腿外侧皮瓣

Fig. 2-144　Lateral crural skin flap

1. 腓动脉皮支 cutaneous branch of peroneal artery
2. 腓动脉皮支 cutaneous branch of peroneal artery
3. 外踝 lateral malleolus

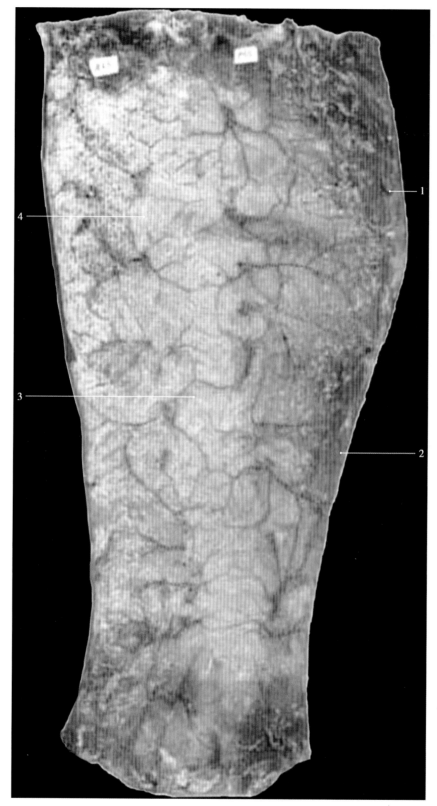

▲ 图 2-145　小腿外侧皮瓣（离体）
Fig. 2-145　Lateral crural skin flap (*ex vivo*)

1. 后外侧肌间隔皮动脉 posterolateral septocutaneous arteries
2. 后外侧肌间隔皮动脉 posterolateral septocutaneous arteries
3. 前外侧肌间隔皮动脉 anterolateral septocutaneous arteries
4. 前外侧肌间隔皮动脉 anterolateral septocutaneous arteries

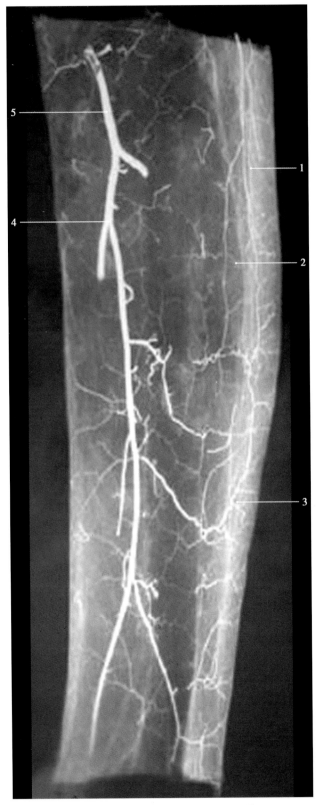

▲ 图 2-146 小腿外侧皮瓣 X 光片
Fig. 2-146 X-ray film of the lateral crural skin flap

1. 胫前动脉 anterior tibial artery
2. 腓动脉 peroneal artery
3. 腓动脉皮支 cutaneous branch of peroneal artery
4. 胫后动脉 posterior tibial artery
5. 腘动脉 popliteal artery

## 小腿外侧皮瓣的应用解剖学要点

小腿外侧皮瓣是以腓动脉皮支为血供的组织瓣，可向深层取腓骨长肌的一段或者皮肤、腓骨长肌和深层的腓骨一同切取，作成皮肤、肌、骨的修复供体。小腿外侧部皮下脂肪较少，其皮肤质地与前臂和足背部皮瓣相类似，适合手外科、骨科等特殊需要。小腿外侧皮瓣既可作为顺行皮瓣修复膝部创面，也可以逆行转移至踝部或足部修复缺损。小腿外侧皮瓣的优点是仅切取以腓动脉为蒂，且腓动脉不是小腿的主要动脉。

**应用解剖要点：**

腓动脉是在腘肌下缘 2~3cm 处起自于胫后动脉后，沿腓骨的内后方下行，大部分被蹈长屈肌所覆盖，沿途发出数支腓骨滋养动脉和肌支，并发出皮支。腓动脉起始外径为 3.7mm。皮瓣有 3 支主要皮动脉，其口径分别为 1.8mm、1.6mm 和 1.4mm。浅出后肌间隔的位置在腓骨下方分别是 9cm、15cm 和 20cm 处。皮瓣的静脉与腓动脉伴行的 2 条腓静脉和皮下的小隐静脉。皮瓣内的感觉神经是腓肠外侧皮神经，腓肠外侧皮神经在腓骨头处的横径是 3.4mm。因自腓动脉发出皮肤，要经腓骨长、短肌后方可达浅层，因此在皮瓣的切取时，需在肌内分离解剖血管蒂。

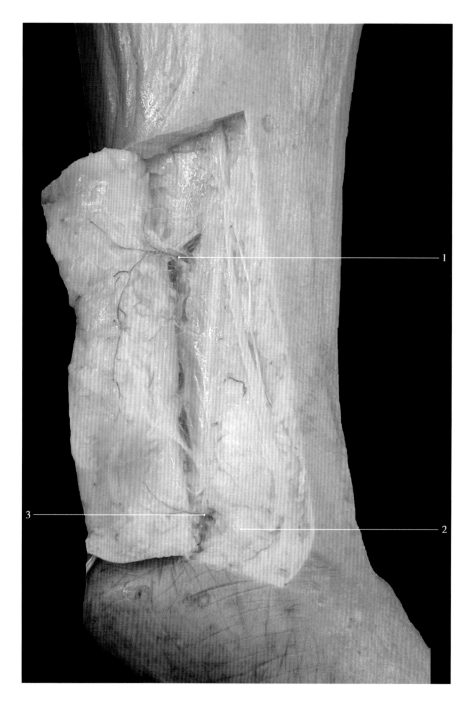

◀ 图 2-147　内踝上皮瓣
Fig. 2-147　Medial supra-malleolar skin flap

1. 胫后动脉皮支 cutaneous branch of posterior tibial artery
2. 内踝 medial malleolus
3. 内踝支 medial malleolus branch

## 内踝上皮瓣的应用解剖学要点

　　内踝上皮瓣是以胫后动脉皮支为血供的组织瓣,内踝上方皮肤质地与踝部与小腿远侧相近似。是修复踝关节周围缺损的较理想的供区之一。

**应用解剖要点:**

　　供应内踝上方皮瓣的皮支来源于胫后动脉,常发出 2 支皮支,其皮支穿出深筋膜位置多位于内踝上方 4cm 和 6.5cm 处。该皮支可供膝关节 10cm 以远的皮肤。

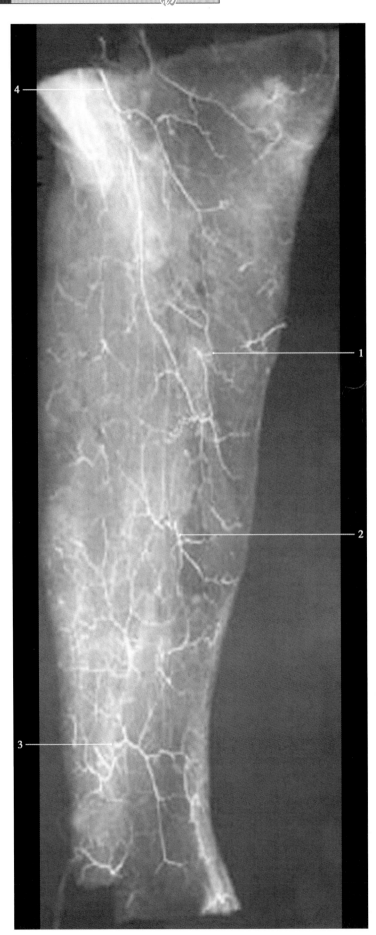

◀ 图 2-148 小腿内侧皮瓣 X 光片
Fig. 2-148 X-ray film of the medial crural skin flap

1. 胫后动脉皮支 cutaneous branch of posterior tibial artery
2. 胫前动脉皮支 cutaneous branch of anterior tibial artery
3. 胫骨滋养动脉皮支 cutaneous branch of tibial nutrient artery
4. 膝降动脉隐支 saphenous branch of descending genicular artery

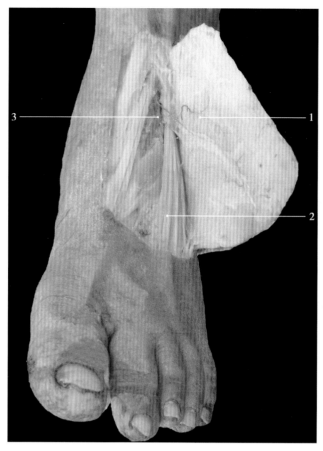

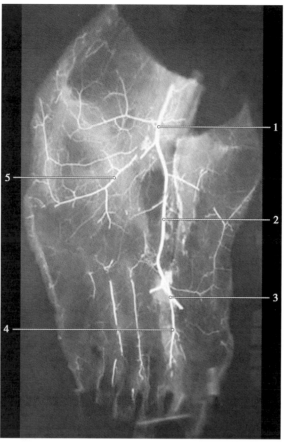

▲ 图 2-149 足背皮瓣
Fig. 2-149 Dorsal foot skin flap

1. 足背动脉皮支 cutaneous branch of dorsal artery of foot
2. 趾长伸肌腱 tendons of extensor digitorum longus
3. 足背动脉 dorsal artery of foot

▲ 图 2-150 足背皮瓣 X 光片
Fig. 2-150 X-ray film of the dorsal foot skin flap

1. 胫前动脉 anterior tibial artery
2. 足背动脉 dorsal artery of foot
3. 足底深动脉 deep plantar artery
4. 第一趾背动脉 the first dorsal digital artery
5. 跗外侧动脉 lateral tarsal artery

### 足背皮瓣的应用解剖学要点

　　足背皮瓣是以足背动脉为蒂的组织瓣,皮瓣内有腓浅神经分支,有良好的感觉功能。局部转移可修复足跟及踝部创面;若皮瓣血管蒂向近侧延伸并追踪胫前动脉,可修复膝关节周围及小腿上部的缺损。足背皮瓣作为供体被切取后主要的缺点是供区深面组织过于显露(伸肌腱、骨膜),作为游离皮瓣,足背动脉发出的皮支细小而成活率较低,供区不能 I 期缝合而留有疤痕和足背皮肤韧性差而不耐磨。

　　**应用解剖要点:**

　　足背动脉经姆长伸肌与趾长伸肌之间,越过距骨、舟骨和第二楔骨的背面,在姆短伸肌深面达第 1、2 跖骨间隙近侧分为第 1 跖背动脉和足底深支而终。足背动脉发出皮支主要集中近段(足背动脉起点下方 2cm)。皮支在距骨头平面,自足背动脉内侧发出跗内侧动脉,经姆长伸肌腱至足背内侧缘;自足背动脉外侧发出跗外侧动脉,在趾短伸肌深面行向前外至足背外侧缘。足背动脉有两条伴行静脉。

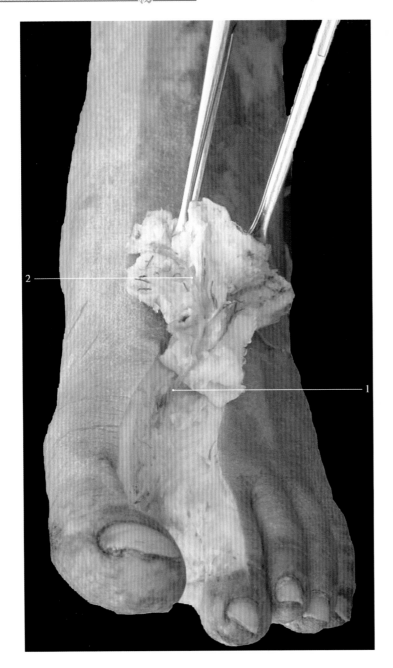

◀ 图 2-151　第一、二趾背皮瓣
Fig. 2-151　The first and second dorsal digital skin flap

1. 跖背动脉 dorsal metatarsal artery
2. 趾背动脉 dorsal digital artery

## 第一、二趾背皮瓣的应用解剖学要点

第1、2趾背皮瓣是以第1跖背动脉为蒂,皮瓣区包括跗趾侧面,第2趾的内侧面,两者之间的趾蹼及相邻区域的皮肤构成。皮瓣血供良好,血管外径较粗大,而游离蒂较长,皮瓣柔软,厚薄适中,部位隐蔽,足背内侧皮神经(来自腓浅神经)分布,有良好的感觉功能。带蒂转移是修复足底及足背伴有骨关节、肌腱外露等创面的理想的供区之一。

**应用解剖要点:**

第1跖背动脉自足背动脉发出后,经第1、2跖骨之间前行,至跖趾关节前方在趾蹼内分为三支趾动脉,内侧的1支经跗长伸肌腱深面在跗趾内侧缘,另2支分布于跗趾的外侧缘和第2趾的内侧缘。皮瓣区的静脉经伴行静脉汇入足背浅静脉。

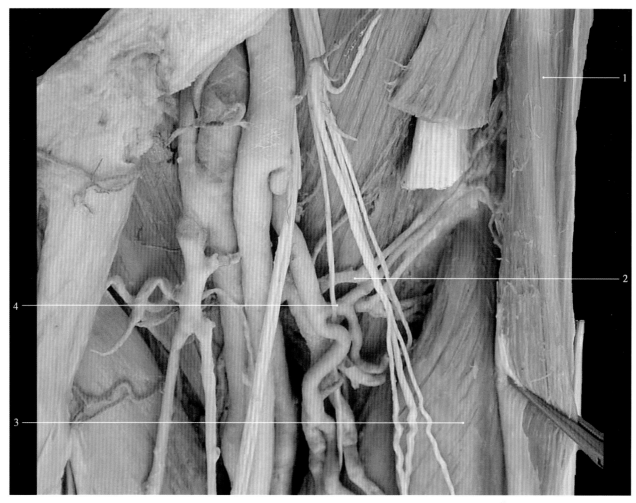

▲ 图 2-152　阔筋膜张肌（皮）瓣
Fig. 2-152　Tensor fasciae latae（skin）flap

1. 阔筋膜张肌 tensor fasciae latae
2. 旋股外侧静脉 lateral femoral circumflex vein
3. 股外侧肌 vastus lateralis
4. 旋股外侧动脉 lateral femoral circumflex artery

## 阔筋膜张肌肌瓣应用解剖学要点

阔筋膜张肌位于大腿外侧上部，夹与两阔筋膜之间，肌腹较短，腱性部分长。肌的供血动脉主要来自于旋股外侧动脉升支，肌的神经支配为臀上皮神经的阔筋膜张肌支。该肌皮瓣的可供血面积较大，局部转移覆盖范围广。修复同侧腹壁，腹股沟部、会阴部、坐骨结节部以及大粗隆部的软组织缺损。

**应用解剖要点：**

阔筋膜张肌全长 16.1cm，肌腹中部宽 3.00cm，厚度为 1.3cm，旋股内侧动脉升支向外行于股神经的分支和股直肌深面，于股直肌外侧缘阔筋膜张肌前缘深面，髂前上棘下方 8cm 处分上、下两支入肌。旋股外侧动脉升支入肌前全长为 5.2cm，外径为 3.2mm。升支有伴行静脉；1 支为 51%，2 支者为 49%，静脉的外径为 3.2mm。神经的入肌在阔筋膜张肌后缘深面，坐骨结节水平线上方。

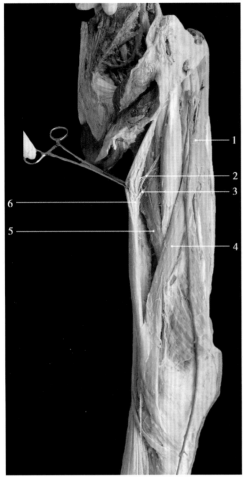

▲ 图 2-153 股薄肌瓣
Fig. 2-153 Gracilis flap

1. 长收肌 adductor longus
2. 闭孔神经股薄肌支 branch of obturator nerve for gracilis
3. 闭孔动脉股薄肌支 branch of obturator artery for gracilis
4. 缝匠肌 sartorius
5. 大收肌 adductor magnus
6. 股薄肌 gracilis

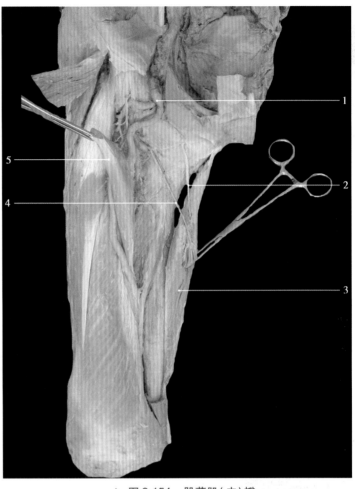

▲ 图 2-154 股薄肌(皮)瓣
Fig. 2-154 Gracilis(skin) flap

1. 股动脉 femoral artery
2. 闭孔神经股薄肌支 gracilis branch of obturator nerve
3. 股薄肌 gracilis
4. 旋股内侧动脉股薄肌支 gracilis branch of medial femoral circumflex artery
5. 股直肌 rectus femoris

## 股薄肌(皮)瓣的应用解剖学要点

股薄肌肌皮瓣位于大腿内侧位置隐蔽,以股深动脉发出的股薄肌支为蒂,局部转移可修复股内侧区,腹股沟区、会阴区及坐骨结节区的软组织缺损的创面,因部位及主要供血动脉靠近肌的起点,股薄肌皮瓣也是阴道、阴茎和肛门重建的理想供区之一。股薄肌被切取后对供区的功能和外形影响较小。

**应用解剖要点:**

股薄肌全长 41.0cm,肌腹长 29cm,腱性长 12cm,肌腹最宽处在上、中 1/3 相交处,宽为 3.2cm,厚为 0.7cm。在髌骨上缘上方 10cm 处肌宽 1.8cm,厚度为 0.5cm。股深动脉股薄肌支(出现率为 93%)起点处在腹股沟韧带下方 9cm,自股深动脉发出,斜向内,经长收肌深面至股薄肌的上、中 1/3 相交处,经肌的外侧缘入肌,股薄肌支的肌外段长度为 7.4cm,起始处的外径为 3.0mm,有 2 支(98%)静脉伴行。股薄肌支为闭孔神经发出的肌支支配。入肌前与动脉静脉一起构成血管神经束,神经肌外段长度为 10.4cm,入肌前还分出皮支至皮肤。

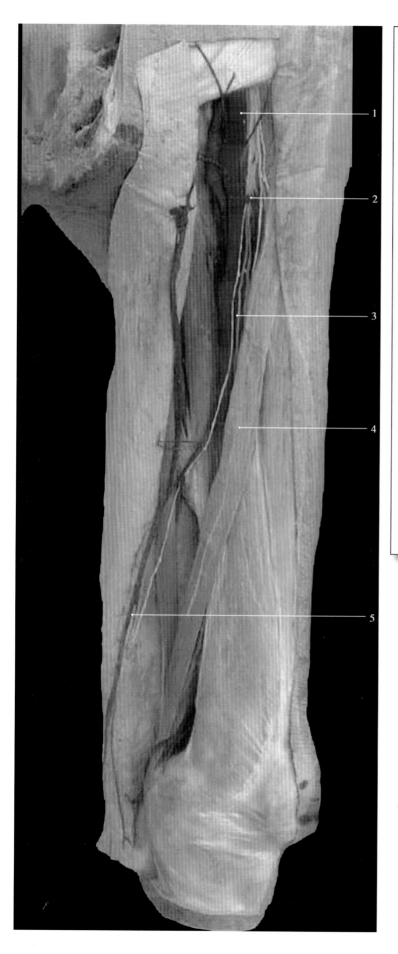

## 缝匠肌（皮）瓣的应用解剖学要点

缝匠肌是长条形的肌,血液供应有明显的节段性,从近侧优势血管为蒂上半部缝匠肌肌皮瓣可向近侧转移修复股骨大粗隆,耻骨区软组织的创面。以肌远侧端血管为蒂的缝匠肌下半部肌皮瓣可向远侧转移修复膝关节,腘窝和胫骨上端。

**应用解剖要点:**

缝匠肌全长为 52.3cm,肌腹长 46.4cm。在髂前上棘下方 10cm 处肌的宽度为 2.3cm,厚度为 1.0cm。肌的动脉来自股深动脉的缝匠肌支。在髂前上棘下方 10cm 发自股深动脉或者旋股外侧动脉,斜行向外上方,经肌的内缘入肌,肌外段长 1.8cm,外径为 1.3mm。多数有 2 条伴行静脉。旋股外侧动脉降支发出的缝匠肌支,经肌的内侧入肌,肌外段长度为 1.8cm,外径为 1.3mm。膝降动脉的缝匠肌支供应肌的下 1/3,入肌处的外径为 0.5mm。

◀ 图 2-155　缝匠肌（皮）瓣
Fig. 2-155　Sartorius ( skin) flap

1. 股动脉 femoral artery
2. 股深动脉 deep femoral artery
3. 隐神经 saphenous nerve
4. 缝匠肌 sartorius
5. 大隐静脉 great saphenous vein

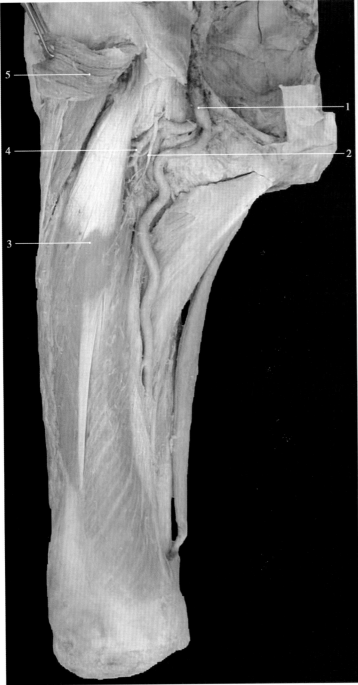

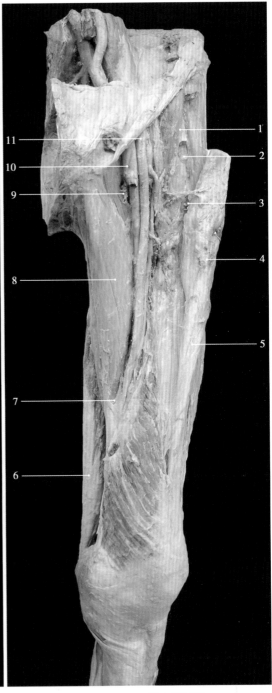

▲ 图2-156 股直肌（皮）瓣
Fig. 2-156 Rectus femoris（skin）flap

1. 股动脉 femoral artery
2. 股神经股直肌支 rectus femoris branch of femoral nerve
3. 股直肌 rectus femoris
4. 股动脉股直肌支 rectus femoris branch of femoral artery
5. 缝匠肌 sartorius

▲ 图2-157 股直肌肌瓣
Fig. 2-157 Rectus femoris flap

1. 股神经 femoral nerve
2. 股深动脉 deep femoral artery
3. 股直肌营养动脉 nutrient artery of rectus femoris
4. 股直肌 rectus femoris
5. 股中间肌 vastus intermedius
6. 半腱肌 semitendinosus
7. 收肌管 adductor canal
8. 长收肌 adductor longus
9. 耻骨肌 pectineus
10. 股静脉 femoral vein
11. 股动脉 femoral artery

## 股直肌（皮）瓣的应用解剖学要点

股直肌肌皮瓣的主要营养动脉来自于旋股外侧动脉发出的股直肌支,受股神经的股直肌支神经支配。股直肌是股四头肌中部浅表的一部分,与股内、外侧、股中间肌之间结合疏松,是两端有腱的梭形肌,易于切取。切取后对供区的功能和外形影响不大。以旋股外侧动脉股直肌支为蒂的腹直肌肌皮瓣,可用于会阴、耻骨、股骨粗部和腹部创面或缺损的修复。

**应用解剖要点:**

股直肌全长 37cm,肌腹长 29cm,腱性长 8cm,肌腹最宽为髂前上棘下方 17cm 处,宽 3.8cm,厚 1.1cm。旋股外侧动脉降支发出的股直肌支体表投影点在髂前上棘下方 16cm 处,经肌的内侧缘入肌,肌外段动脉的长度为 3.8cm,外径为 2.5mm。动脉与静脉、股神经的分支伴行,构成恒定的血管神经束一并出入肌门。

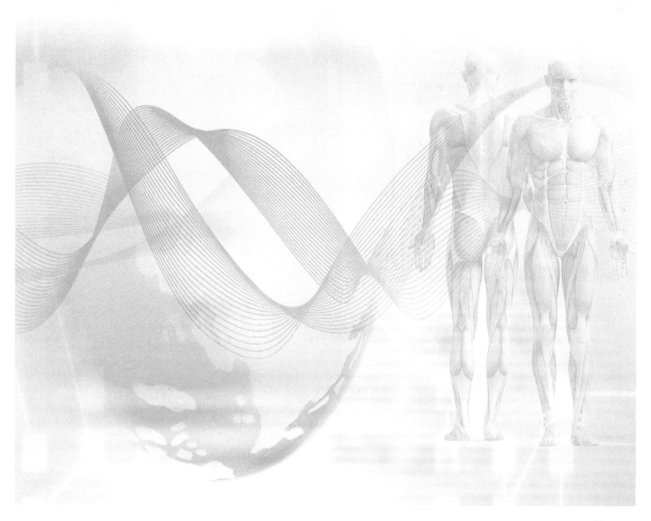

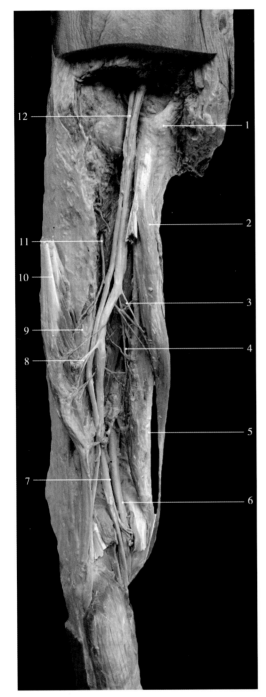

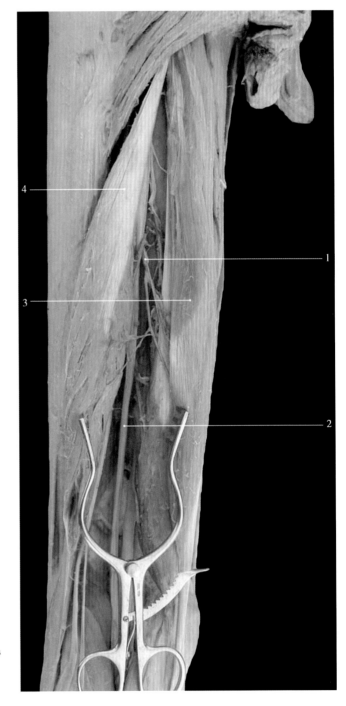

◀ 图 2-158　半腱肌、半膜肌肌瓣
Fig. 2-158　Semitendinosus and semitendinosus flaps

1. 坐骨结节 ischial tuberosity
2. 半腱肌 semitendinosus
3. 坐骨神经半腱肌支 branch of sciatic nerve for semitendinosus
4. 半膜肌支 branch of sciatic nerve for semimembranosus
5. 半膜肌 semimembranosus
6. 腘动脉 popliteal artery
7. 胫神经 tibial nerve
8. 坐骨神经股二头肌支 branch of sciatic nerve for biceps femoris
9. 股二头肌短头 short head of biceps femoris
10. 股二头肌长头 long head of biceps femoris
11. 第 2 穿动脉 the second perforating artery
12. 坐骨神经 sciatic nerve

▶ 图 2-159　半腱肌瓣
Fig. 2-159　Semitendinosus flap

1. 第 2 穿动脉 the second perforating artery
2. 坐骨神经 sciatic nerve
3. 半腱肌 semitendinosus
4. 股二头肌长头 long head of biceps femoris

### 半腱肌肌(皮)瓣的应用解剖学要点

半腱肌位于大腿后内侧区的皮下,是股后肌群的一块长梭形肌,有较长的肌腹,位置浅表,供给肌的主要血管和神经束有足够的长度和外径。

半腱肌全长约 43.4cm,肌腹长 30.4cm,肌腹的最宽处在坐骨结节下方 10cm 处,肌宽为 1.9cm,厚 1.6cm。在坐骨结节下方 15cm 处肌宽 1.3cm,厚 1.7cm。止腱长 13cm。

半腱肌的营养动脉主要为股深动脉发出的第 1 穿动脉。第 1 穿动脉一般在坐骨结节下方 7.9cm 穿过短收肌及大收肌腱至股后部,动脉长约 4.2cm,外径为 2.6mm,在坐骨神经的深面向下行,多分 2 支至肌。一支在坐骨结节下方约 11.5cm 处由第 1 穿动脉发出,并在坐骨结节下方 12.6cm 处由深面入肌,肌的营养动脉外径为 1.5mm,肌外段长度为 2.4cm。另一支在坐骨结节下方 15cm 处发出,于坐骨结节下方 17.7cm 处在肌的深面入肌,外径为 1.4mm,肌外段的长度约为 2.7cm。

支配半腱肌的神经来自坐骨神经,有 48% 的分成上、下两支分布于半腱肌。上支在坐骨结节下方 7cm 由坐骨神经发出,横径为 2.0mm,肌外段长度为 4.0cm,入肌点在坐骨结节下方 13.0cm 处,下支在坐骨结节下方 13.9cm 处分出,横径为 2.3mm。肌外段长度为 5.2cm,入肌点在坐骨结节下方 20cm 处。

**应用要点:**

1. 半腱肌是一块长而薄的浅层肌,位置表浅,易于显露。有较长的肌腹和恒定的主要血管神经束供应该肌,切取该肌后对伸髋和屈膝功能影响不大,可用作游离或转移肌瓣或肌皮瓣。

2. 半腱肌为多源性血供,但该肌有恒定的来自于第 1 穿动脉的主要营养动脉,与其他动脉(第 2、3 穿动脉,旋股内侧动脉、股动脉、腘动脉、臀下动脉、阴部内动脉)的分支在肌内、外形成广泛的吻合。主要血管神经多在坐骨结节下方 13cm 处入肌。因此,在股后部的上、中 1/3 处不难找到半腱肌的主要血管神经束。

### 半膜肌肌(皮)瓣的应用解剖学要点

半膜肌位于股后内侧区的皮下部,半腱肌的内侧。做成肌皮瓣被切除后,其功能可由半腱肌和股二头肌等代偿。

半膜肌肌腹长 27.6cm,中点宽度 3.6cm,厚度 3.3cm。腱膜长 9.4cm,肌腹上端处腱膜宽 2.7cm。止腱长 9.3cm。起始处腱宽 1.0cm。

半膜肌的血供主要来自于第 1 穿动脉、腘动脉。第 1 穿动脉的半膜肌支穿短收肌及大收肌至股后部,多数在半膜肌的上、中部,在肌的外侧缘或前、后面入肌。动脉的平均长度为 3.7cm,外径外 1.5mm。入肌点在坐骨结节下方 31cm。有 2 条伴行静脉,静脉的外径略粗于动脉。腘动脉发出的半膜肌支,多行于腘窝的脂肪组织内,从肌的下部入肌,动脉的长度为 3.0cm,外径为 1.4mm,入肌点在坐骨结节下方 31.5cm 处,静脉与动脉伴行,多数为 1 条,外径略粗于动脉。

半膜肌的神经来自于坐骨神经的分支,多数为 1 支,分出后斜向下内走行,在入肌之前可分成 2~6 支小细支,伴血管从肌的外侧入肌。神经长约 7cm,横径约 1.6mm。

**应用要点:**

1. 根据半膜肌的形态位置和血管神经供给的特点,肌的动脉主要来自第 1 穿动脉和腘动脉,第 1 穿动脉主要供给肌的上、中部;腘动脉主要供给肌的下部。各动脉分支在肌内有丰富的吻合。主要营养动脉又有足够的长度和外径,可制成一组相当大的肌瓣或肌皮瓣。

2. 半膜肌的神经支配多为 1 支,在入肌前再分为 2~6 条细支伴血管入肌,神经在肌外侧有足够的长度和外径,有利于显微外科吻接。

3. 供给半膜肌的主要营养动脉分支,多数经坐骨神经的前方从肌的外侧入肌,入肌点常在坐骨结节 10cm 以下处,手术时应注意保护肌的近侧部的血管蒂。作向下转移瓣时,在股后部中 1/3 以下注意保护肌的远侧部的血管蒂。

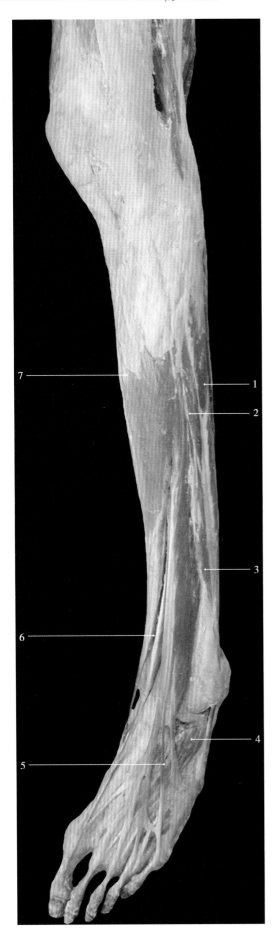

## 胫骨前肌瓣的应用解剖学要点

胫骨前肌位于胫骨外侧踇长伸肌之间,在伸肌支持带上方以圆腱向下行于支持带的深面,止于内侧楔骨和第1跖骨的足底面。胫骨前肌肌皮瓣向内转移位可修复胫骨前外露的创面。

**应用解剖要点:**

胫前动脉发出8~12支短小的胫骨前肌营养动脉,呈节段性进入肌内,在肌内有吻合,因胫骨前肌缺乏主要的营养血管,一般不易形成肌皮瓣。

◀ 图2-160 胫骨前肌瓣
Fig. 2-160 Tibialis anterior flap

1. 腓骨长肌 peroneus longus
2. 腓骨短肌 peroneus brevis
3. 趾长伸肌 extensor digitorum longus
4. 趾短伸肌 extensor digitorum
5. 第三腓骨肌 peroneus tertius
6. 踇长伸肌 extensor hallucis longus
7. 胫骨前肌 tibialis anterior

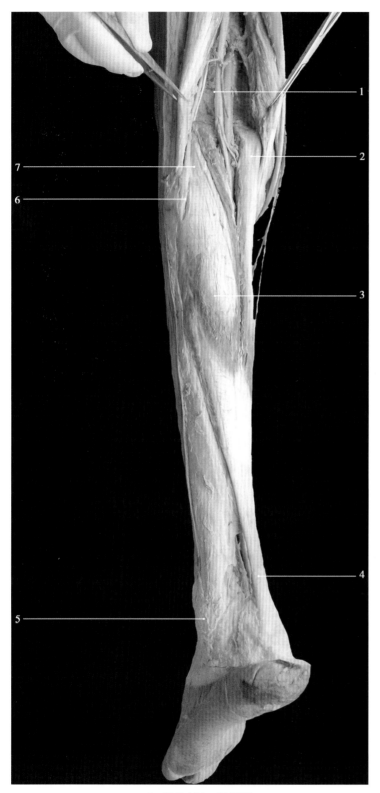

▲ 图2-161 腓肠肌
Fig. 2-161 Gastrocnemius

1. 胫神经 tibial nerve
2. 肠肌内侧头 medial head of gastrocnemius
3. 腓肠肌 gastrocnemius
4. 跟腱 tendo calcaneus
5. 外踝 lateral malleolus
6. 腓总神经 common peroneal nerve
7. 腓肠肌外侧头 lateral head of gastrocnemius

## 腓肠肌肌（皮）瓣的应用解剖学要点

腓肠肌肌皮瓣有内、外侧肌皮瓣之分。内侧腓肠肌肌皮瓣较长。以腓肠肌内侧、外侧血管神经束可分别作成二个肌皮瓣，是修复小腿、股部、臀部，特别是胫骨前面创面理想的供体之一。

**应用解剖要点：**

腓肠肌内外头合并处在腓骨头下方2~3cm，肌全长为42cm，内侧头肌腹长23cm，最宽处5.8cm，厚度为1.4cm，腱长19cm。外侧头肌腹长22cm，最宽处为4.3cm，厚度为1.0cm，腱长20cm。腓肠肌与比目鱼肌腱愈合后的跟腱7.2cm。跟腱在内、外踝连线上的宽度为1.3cm，厚度为6.7mm。腓肠内侧动脉在腓骨头上方3.7cm处起于腘动脉，行向内下，肌外段营养动脉长度约3.0cm，外径为2.7cm，多数在腓骨头上、下1.0cm的范围肌质较厚度处入肌。腓肠外侧动脉在腓骨头上方3.4cm处起于腘动脉。营养动脉肌外段长度在2.0~6.5cm之间，动脉外径为2.3mm。腓肠内侧、外侧动脉均有伴行静脉，与腓肠内侧动脉伴行的静脉外径为3.4mm，而与腓肠外侧动脉伴行的静脉外径为2.6mm，两者合干后汇入腘静脉。腓肠肌内、外侧头的神经支配均来自胫神经，多数为一支。内侧头的神经肌外段长度为4.8cm，横径为2.4mm。外侧头的神经肌外段长度3.6cm，横径为2.2mm。

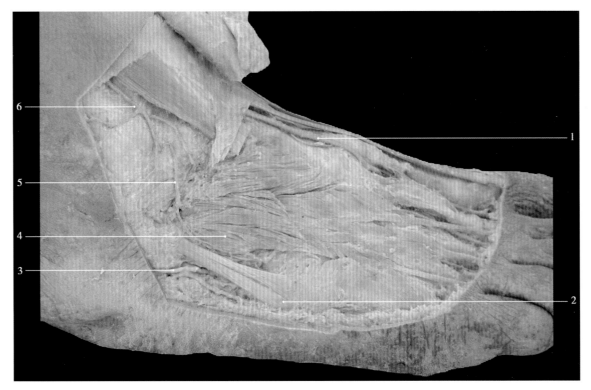

▲ 图2-162 足背短肌（皮）瓣
Fig. 2-162 Dorsal foot short muscle（skin）flap

1. 足背动脉 dorsal artery of foot
2. 腓骨长肌腱 peroneus longus tendon
3. 足背外侧皮神经 lateral dorsal cutaneous nerve of foot
4. 趾短伸肌 extensor digitorum brevis
5. 跗外侧动脉肌支 muscular branch of lateral tarsal artery
6. 跗外侧动脉 lateral tarsal artery

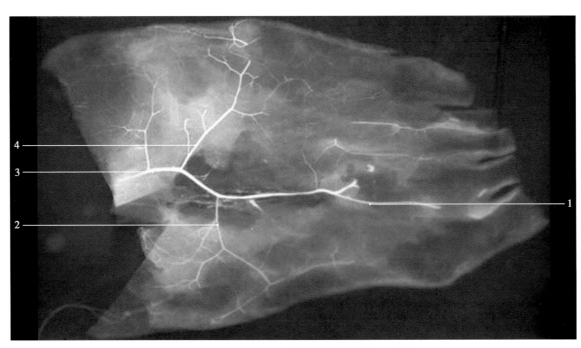

▲ 图2-163 足背短肌瓣X光片
Fig. 2-163 X-ray film of the dorsal foot short muscle flap

1. 足底深动脉 deep plantar artery
2. 跗内侧动脉 medial tarsal artery
3. 足背动脉 dorsal artery of foot
4. 跗外侧动脉 lateral tarsal artery

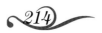

### 足背短肌肌瓣的应用解剖学要点

足背短肌肌皮瓣是以足背动脉或足背动脉的分支-跗外侧动脉为蒂的组织瓣,血管口径较大,解剖位置恒定,切取方便。将足背动脉向近侧解剖分离至胫前血管,可增血管蒂的长度,可修复膝关节周围,小腿、踝关节周围及足跟软组织缺损。游离吻合血管的足背短肌肌皮瓣,可重建拇指内收功能和修复面部表情肌的缺损。切取供体时,应以跗外侧动脉或足背动脉和腓深神经外侧的分支为蒂。切取肌时应注意保护肌起点处的屈肌支持带,跗骨窦和骨膜。同时,注意保护肌浅层的踇长伸肌腱和趾长伸肌腱。

应用解剖要点:

踇短伸肌长 54.8mm,宽 15.9mm,厚 3.46mm。趾短伸肌长 65.6mm,宽 19.46mm,厚 4.34mm。跗外侧动脉起点处外径 1.72mm,入肌处外径为 0.82mm,可游离的长度为 24.85mm。跗外侧动脉起点处的体表投影:内、外踝最低点间的连成的横线中点与第 2 趾端连线纵线,起点位于横线下 14.07mm;纵线外 14.97mm 者为 60%;横线上,纵线外为 14%;横线下、纵线内为 10%,动脉入肌点从踇短伸肌内侧缘近侧 1/3 处的深面入肌。动脉起点处外径为 0.9mm;入肌处为 0.8mm。静脉与跗外侧动脉伴行为 2 条位于跗外侧动脉的两侧,汇入足背静脉弓,汇入处外径为 1.75mm。腓深神经外侧支与跗外侧动静脉伴行,入肌部位与动脉相同,神经起点处的外径为 1.98mm。入肌点处的外径为 0.72mm,可游离的长度为 30.11mm。

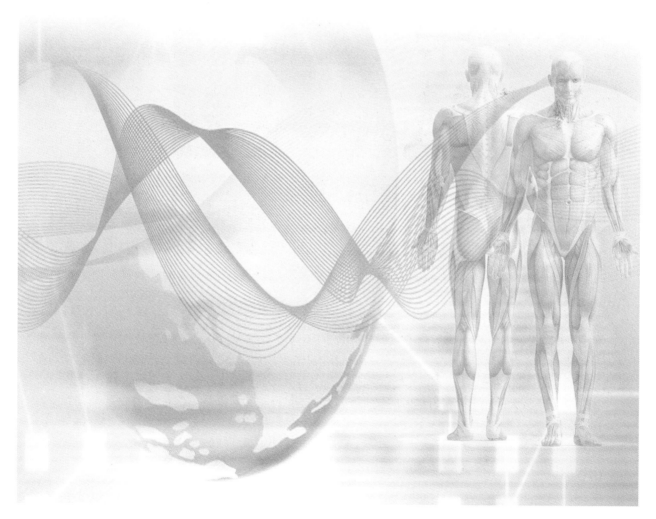

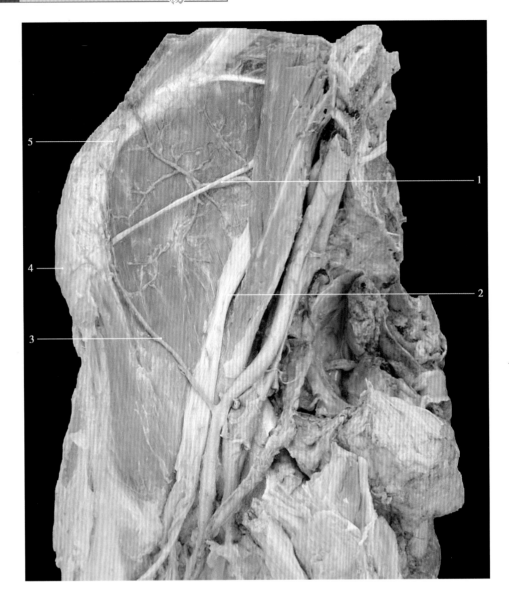

◀ 图 2-164　髂骨瓣
Fig. 2-164　Ilium flap

1. 髂腰动脉 iliolumbar artery
2. 股神经 femoral nerve
3. 旋髂深动脉 deep iliac circumflex artery
4. 髂前上棘 anterior superior iliac spine
5. 髂嵴 iliac crest

## 髂骨瓣的应用解剖学要点

髂骨主要由骨松质构成，表面有一层薄的骨密质，骨的可供面积较大。髂骨血供丰富，有利于愈合，是骨移植的最常用的供体，以旋髂深动脉、旋股外侧动脉、臀上动脉深上支为蒂和骨周围附着的肌所作成的骨瓣转移治疗股骨颈骨折、股骨头无菌性坏死，交叉移植修复同侧前臂与软组织缺损等。

**应用解剖要点：**

髂嵴全长（湿标本）24.4cm，髂前上棘厚度 1.5cm，髂嵴结节厚度 1.8cm。髂嵴中点厚度 0.9cm，髂后上棘厚度为 2.2cm。髂骨的血供有：①旋髂深动脉（起于髂外动脉 59.5%；股动脉 40.5%）；起点处在腹股沟韧带上方 1.3cm 处，最低者可达腹股沟韧带下方 2.4cm；起始处外径为 2.8mm。股深动脉沿腹股沟韧带外侧半深面向外上方斜行走。向髂前上棘稍内侧，沿髂嵴前部内侧后行至髂嵴上缘。②旋髂浅动脉（75.1% 起于股动脉，12.9% 起于旋髂深动脉，8% 起于旋股内侧动脉），起始处外径为 1.3mm。沿腹股沟韧带下方至髂前上棘。③髂腰动脉：起于髂总动脉（单干 52.7%，双干 39.3%，三干者为 8%）；起始处位于骨盆入口平面，髂腰动脉外径为 2.5mm，伴行静脉外径为 3.5mm。

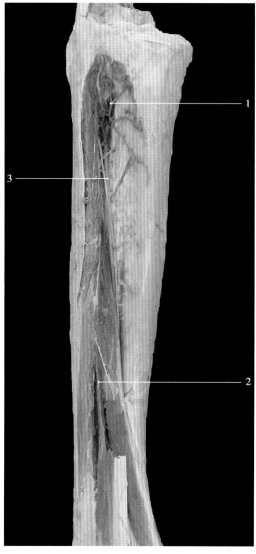

▲ 图 2-165 胫骨瓣
Fig. 2-165 Tibial flap

1. 胫骨滋养动脉 tibial nutrient artery
2. 踇长伸肌 extensor hallucis longus
3. 胫前动脉 anterior tibial artery

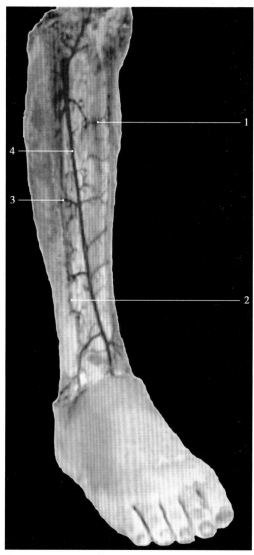

▲ 图 2-166 胫、腓骨瓣前面观
Fig. 2-166 Tibial and fibular flap (anterior view)

1. 胫骨滋养动脉 tibial nutrient artery
2. 小腿骨间膜 crural interosseous membrane
3. 腓骨滋养动脉 fibular nutrient artery
4. 胫前动脉 anterior tibial artery

### 腓骨瓣的应用解剖学要点

　　腓骨是下肢非主要负重骨,只有上 1/3 为肌的起点,切除后对下肢的负重和稳定影响不大,以腓骨血管为蒂的腓骨骨瓣切取范围大,转移方便,顺行转移可修复胫骨中段上段、膝部及股骨下段的骨缺损,逆行移位可修复胫骨下段及跟骨股骨缺损。

　　**应用解剖要点:**

　　腓骨全长为 34cm,男性比女性长 3.0cm,腓骨滋养孔为一个的为 90%,二个的为 8%,三个的为 2%。滋养孔的直径为 0.5mm,孔的方向为向下方。腓骨滋养孔多位于腓骨中 1/3 的后面。腓骨干的营养动脉主要来自于腓动脉。腓动脉在腘肌下缘 2.9cm 处起于胫后动脉,起始处外径为 4.0mm。滋养动脉起于腓动脉中、上段,起点高度至腓动脉起点处 7.9cm,起始处外径为 1.09mm。

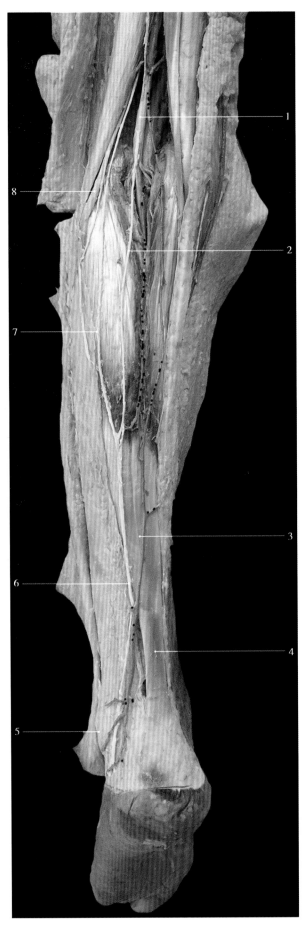

### 腓肠神经的应用解剖学要点

腓肠神经具有解剖位置恒定,浅表,易于切取和切取后对供区感觉的缺损区域较小,神经内部的神经束变化不大和内侧一个固定的较大的神经等优点,因此是目前临床首选的神经移植体。

**应用解剖要点:**

腓肠外侧皮神经的组成有吻合型(83%)和非吻合型(17%)。吻合的位置为小腿中部43%,小腿下部40%,腘窝8%,踝部9%。腓肠神经长 13cm,横径上部为3.2mm,中部为 2.8mm,下部为 2.6mm。腓肠神经与小隐静脉关系为:神经在静脉外侧为60%;神经位于静脉内侧者为40%。神经血供比较分散,因此腓肠神经一般不易做带血管蒂移植。但可用静脉动脉化的小隐静脉一并作为吻合血管,需将小隐静脉远侧端与近侧端倒置以防止静脉腔内的瓣膜作用。

◀ 图2-167　腓肠神经
Fig. 2-167　Sural nerve

1. 胫神经 tibial nerve
2. 腓肠内侧皮神经 medial sural cutaneous nerve
3. 小隐静脉 small saphenous vein
4. 跟腱 tendo calcaneus
5. 外踝 lateral malleolus
6. 腓肠神经 sural nerve
7. 腓肠外侧皮神经 lateral sural cutaneous nerve
8. 腓总神经 common peroneal nerve

# 中文索引

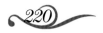

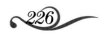

# 英文索引

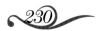